Praxis der Enzymtherapie
Vom Befund zur Rezeptur

Bärbel Philipp

ML VERLAG

Wichtiger Hinweis: Der Autor hat große Sorgfalt auf die (therapeutischen) Angaben, insbesondere Dosierungen, Indikationen und Warnhinweise, verwendet. Dennoch entbindet dies den Anwender dieses Werkes nicht von der eigenen Verantwortung. Weder der Autor noch der Verlag können für eventuelle Nachteile und Schäden eine Haftung übernehmen, die aus den im Buch gemachten Hinweisen und Rezepturen resultieren. Die in diesem Buch enthaltenen Ratschläge können und sollen keine fachliche Beratung durch Arzt oder Heilpraktiker ersetzen.

Gender-Hinweis: Aus Gründen der besseren Lesbarkeit wird auf eine geschlechtsspezifische Differenzierung verzichtet. Entsprechende Begriffe gelten im Sinne der Gleichbehandlung grundsätzlich für alle Geschlechter. Die verkürzte Sprachform beinhaltet keine Wertung.

1. Auflage 2022

Druck: Appel & Klinger Druck und Medien GmbH, Schneckenlohe

Titelbild: © Leonid Andronov – stock.adobe.com

www.ml-buchverlag.de

ISBN (Buch): 978-3-96474-414-2
ISBN (E-Book/PDF): 978-3-96474-415-9

Inhaltsverzeichnis

Vorwort

Die Enzymtherapie hat mein Leben verändert 5

Einführung

Wege der Enzymtherapie 7

Enzyme – Grundlage allen Lebens 8

Mineralien, Coenzyme und Vitamine – Enzyme brauchen Coenzyme 11

Ur-Mikromineralien und Chelate 15

Die Systemische Enzymtherapie (SET) 16

Enzymdefekte – Ursachen und Folgen 18

Körpereigene Enzyme und natürliche Enzymsubstitutionen 18

Die Enzymkur 21

Enzympräparate und Therapie

Enzympräparate von BIOGENA GmbH 25

Enzympräparate von Innova Vital GmbH 37

Wildkräuter-Vitalkost-Therapie nach Dr. med. John Switzer 39

Nortase® von Fa. Repha – Rhizolipasen aus Pilzen 45

Rechtsregulat® nach Dr. Niedermaier GmbH 46

Wertvolle Enzyme in Bienenprodukten 51

Enzymtherapie (HET) der Fa. Horvi EnzyMed B.V. 52

Bioresonanz nach Paul Schmidt 62

Indikationsgebiete

Allergie der oberen Atemwege (Pollinosis) 66

Arteriosklerose – Therapie mit Vitalkost 69

Arthrose/Arthritis/rheumatoide Arthritis 71

Asthma bronchiale 74

Bronchitis (akut und chronisch) 77

Bursitis 79

Colitis ulcerosa 81

Exokrine Pankreasinsuffizienz (EPI) 83

Gastritis 85

Halswirbelsäulen- und Schulter-Arm-Syndrom 89

Herpes simplex 92

Herpes Zoster 94
Histaminintoleranz 97
Immunstärkung während Zeiten der erhöhten Infektanfälligkeit 99
Impfen – unterstützende Maßnahmen 100
Laktoseunverträglichkeit 103
Laryngitis (Kehlkopfentzündung) 106
Lyme-Borreliose-Infektion 108
Neurodermitis 111
Ödeme 113
Onkologische Erkrankungen 115
Restless-Legs-Syndrom (RLS) 118
Schwermetallausleitung 120
Sinusitis 122
Tennisarm 125
Warzen 131
Zystitis akut und chronisch 133

Anhang

Pioniere der Enzymforschung und der Rohkosternährung 135
Literaturangaben 141

Vorwort

Die Enzymtherapie hat mein Leben verändert

Vor etwa 22 Jahren hatte ich innerhalb von ein paar Tagen ein seltsames Krankheitsbild.

Es begann mit Wortfindungsstörungen – ich wusste, was ich erzählen wollte, aber die Worte dazu fielen mir nicht mehr ein. Dann kamen Nervenschmerzen und gleichzeitig Lähmungserscheinungen hinzu. Mir fiel plötzlich eine Schüssel aus der Hand, die ich unbewusst losließ. Außerdem konnte ich kaum noch laufen, dazu kamen eine starke Geräuschempfindlichkeit und Sehstörungen.

Ausführliche schulmedizinische Untersuchungen ergaben keinen Befund. Da ich zuvor sehr viele Insekten- und Zeckenstiche hatte, wurde eine Laboruntersuchung zum Nachweis einer Borreliose durchgeführt. Auch diese war negativ. Ich ließ mich trotzdem auf eine Borreliosebehandlung mit Infusionen ein. Nachdem sich nach ein paar Wochen nichts verändert hatte, brach ich die Behandlung ab. Ein paar Tage später las ich in einer naturheilkundlichen Fachzeitschrift über die Rohkosterfahrungen einer Frau, die an Multipler Sklerose erkrankt war. Sie hatte durch die Rohkosternährung ihre Lähmungen deutlich verbessern können. Im vollkommen naturbelassenen, rohen Lebensmittel ist der Gehalt an Enzymen am höchsten, da Nahrungsenzyme bei einer Temperatur von 42 Grad gerinnen und damit ihre Wirkung verlieren. So begann mit dieser Rohkosttherapie mein Weg zu den Enzymtherapien.

Ich fand Adressen von Menschen, die sich länger mit reiner Rohkost ernährten. Außerdem gab es bereits erste Kongresse zu diesem Thema. Glücklicherweise gehörte schon zu meinem Elternhaus ein sehr großer Selbstversorgergarten, den wir biologisch bewirtschafteten. Deshalb war es für mich Normalität, viel Frisches zu essen und zu kompostieren. Ich hatte zu der Zeit zwei Biogärten, da mich dieses Hobby auch begeisterte. Es war gerade Erntezeit, so konnte ich gleich loslegen.

Das erste Mal in meinem Leben aß ich alles roh. Obst, Kräuter und Gemüse frisch auf den Tisch. Nüsse und Samen wurden gekeimt und als einzige Verarbeitung gab es das Pressen von Saft und das Zerkleinern von Gemüse zu Salat. Das war eine sehr einfache Rohkost – frisch geerntet und wenig verarbeitet. Also sehr natürlich. Heute weiß ich, dass die Heilung mit Frischkost am erfolgreichsten ist, wenn die Lebensmittel so wenig wie möglich verändert sind. Das gilt auch für eine mechanische Veränderung, wie das Pressen von Saft im Slow-Juicer. Dadurch oxidieren Obst und Gemüse leichter, so dass der Saft immer direkt nach dem Pressen getrunken werden sollte. Die entgiftende Wirkung ist so am stärksten. Ein weiterer Vorteil ist der sehr geringe Aufwand bei der Zubereitung der Mahlzeiten.

Nach ein paar Tagen begann sich etwas zu verändern. Mein Körper zeigte Entgiftungserscheinungen, die sich in Entzündungen äußerten. Zuerst reagierten die Augen mit einer starken Entzündung. Nach deren Heilung waren die Sehstörungen weg. Das machte mir sehr viel Mut. Dem folgten Gelenk- und Darmentzündungen. Mein Gesundheitszustand war schon nach ein paar Wochen deutlich besser und die Empfindungsstörungen verschwanden. Bereits nach drei Monaten konnte ich wieder flüssig sprechen und nach vier weiteren Monaten wieder normal laufen. Im Alltag spürte ich etwa acht Monate nach Beginn dieser Kost keine Beeinträchtigung mehr. Da ich aber beim Yoga (ich bin Yogalehrerin) in einem sehr entspannten Zustand immer noch ein Ungleichgewicht zwischen rechter und linker Körperhälfte fühlte, machte ich weiter. Es begann eine sehr spannende Zeit im Austausch mit erfahrenen Rohköstlern. Die Kost wurde abwechslungsreicher, ich begann zu hinterfragen und mich mit dem Wert der ungekochten Nahrung zu beschäftigen.

Außer dem bekannten höheren Vitamingehalt, musste es noch weitere Kräfte geben. So kam ich zu den Enzymen, Coenzymen und Biophotonen sowie zu der wundervollen Literatur über die Rohkostpioniere, die schon um 1900 ganz großartige Heilerfolge damit erzielten. Es sind die Begründer der natürlichen Enzymtherapie. Sie forschten über Zellspannung, Zellordnung, Enzyme, Biophotonen und ein mit der Natur verbundenes Leben. Die Behandlungserfolge waren bei allen Krankheiten phänomenal.

Dieses Buch soll dazu dienen, diese Ursprünge kennenzulernen und eine praktikable Therapie anzubieten. Dazu zeige ich Rezepturen zu den einzelnen Krankheitsbildern auf und beschreibe Erfahrungen aus meiner Praxis.

Einführung

Wege der Enzymtherapie

In diesem Buch werden unterschiedliche Wege zum Behandeln mit Enzymen vorgestellt, die in zwei Gruppen aufgeteilt werden können.

Zu den Begründern der Enzymtherapien zähle ich neben den Forschern und Herstellern der Enzympräparate auch die Pioniere der Rohkost. Gerade sie hatten bereits um 1900 hervorragende Erfolge mit ihren Behandlungen. Da die wertvollsten Inhaltsstoffe in Wildkräutern, Wildgemüsen und ursprünglichen Obstsorten zu finden sind, erschließt sich ein reichgedeckter Tisch, der jedem zur Verfügung steht, der sich viel in der Natur aufhält und sich gut in ihr auskennt.

1. Enzympräparate
Heute ist die bekannteste Möglichkeit die Substitution unterschiedlicher Enzympräparate, die häufig schon einen Teil der Coenzyme, Mineralien, Spurenelemente und Vitamine enthalten. Die Entwicklung hat in diesem Bereich große Fortschritte gemacht, denn man hat inzwischen neue Quellen der Enzyme entdeckt.

Eine deutliche Verbesserung der Wirkung wird durch eine zusätzliche Einnahme von *Rocky-Mountain-Ur-Mikromineralien* erreicht, da ein so reichhaltiges Angebot aus 70 verschiedenen organisch gebundenen Mineralien zusätzlich die Entstehung vieler Enzyme im Körper fördert. Die in diesem Buch empfohlenen Präparate haben sich im Laufe der Jahre in meiner Praxis sehr bewährt.

2. Rohkosternährung, Wildkräuter-, Gemüse- und Fermentationssäfte
Daneben gibt es die Enzymtherapie über die Ernährung in Form von Rohkost, Fermentationsgetränken und kaskadenfermentierten Produkten. Diese Form der Substitution reguliert das pH-Milieu im Körper zum Positiven und bewirkt gleichzeitig eine gute Versorgung mit Coenzymen. Auch hier wird eine deutliche Verbesserung der Wirkung durch eine zusätzliche Einnahme von *Rocky-Mountain-Ur-Mikromineralien* erreicht, da unsere Böden immer ärmer an Mineralien geworden sind.

Ich verzichte in diesem Buch darauf, eigene Rezeptideen und eigenes Rohkostwissen zu vermitteln. Stattdessen empfehle ich die *Wildkräuter-Vitalkost-Therapie* von Dr. med. John Switzer, der dieses Thema in seinen Büchern umfassend, sehr übersichtlich und inhaltlich genial erklärt.

Enzyme – Grundlage allen Lebens

Ohne Enzyme gäbe es kein Leben auf unserem Planeten – wir hätten weder Pflanzen, Tiere noch Menschen. Die Einzeller waren die erste selbstständig lebende Materie. Sie nahmen Sauerstoff, Proteine, Fette und Zucker auf und veränderten sie durch eigene biochemische Prozesse derart, dass ein geregeltes Zellwachstum und die Fortpflanzung möglich wurden. So bildeten sich spezialisierte Eiweißmoleküle, die in der Lage waren, den Stoffwechsel in der Zelle zu kontrollieren, sodass die Einzeller weder zerplatzten noch verhungerten.

Alle höheren Lebensformen entwickelten sich deshalb, weil sich die Zellen immer weiter differenzieren konnten. Dafür wird eine Steuerung benötigt, die ermöglicht, dass aus einer Eizelle die 100 Billionen Zellen mit all ihren Spezialisierungen entstehen. Enzyme unterstützen diese Aufgabe, denn sie sind als (Bio-)Katalysatoren Stoffe, welche die chemischen Abläufe in den Zellen ermöglichen – jede Sekunde ca. 30 Billiarden Reaktionen. Anschließend stehen die Enzyme für weitere Reaktionen unverändert zur Verfügung. Genau das ist die Funktion eines Katalysators: Wirkungen und Reaktionen generieren, bzw. beschleunigen, ohne sich selbst dabei zu verändern.

Aufbau der Enzyme

Enzyme sind Eiweißstoffe, die aus langen Ketten von Aminosäuren bestehen. Dabei können mehr als tausend Aminosäuren hintereinander gereiht sein. Es gibt es nur zwanzig verschiedene Aminosäuren, die aber ausreichen, um alle Lebensformen zu bilden. Die Aminosäuren bestehen zu 99 % aus den vier Elementen Sauerstoff, Wasserstoff, Kohlenstoff und Stickstoff. Diese üben Anziehungskräfte aufeinander aus, die dem Enzym eine Struktur wie ein loses aufgewickeltes Wollknäuel verleihen. Jede gleiche Aminosäurekette verknäult sich in identischer Weise, sodass die Struktur spezifisch bleibt. Alle Enzyme haben eine individuelle Aufgabe. Die Unterscheidung der Enzyme ergibt sich aus der Abfolge und Anzahl der Aminosäuren.

Enzymsynthese

Enzyme werden fortlaufend in der lebenden Zelle gebildet. Es gibt Enzyme, die etwa zwanzig Minuten funktionsfähig sind und welche, die mehrere Monate leben. Auch der Ersetzungs- und Neubildungsprozess von Enzymen wird von Enzymen gesteuert. Enzyme brauchen Coenzyme wie Vitamine, Spurenelemente und Mineralstoffe (Eisen, Mangan, Magnesium, Molybdän, Kupfer, Zink u. a.). Sie sind hitzebeständig und leicht trennbar. Coenzyme benötigen Vitamine, besonders B-Vitamine. Enzyme wirken als Katalysatoren, d. h. als eine Komponente, die eine Reaktion initiiert. Dabei geschieht die enzymatische Reaktion im aktiven Zentrum des jeweiligen Enzyms. Im äußeren Bereich befinden sich elektrostatische Struktureigenschaften der Aminosäurenreste, die für die Erkennung der Substrate zuständig sind. Daraus ergibt sich die Spezifität und Selektivität des Enzyms. Für viele Enzymreaktionen reichen die funktionellen Gruppen der Aminosäuren nicht aus. Deshalb versehen sie sich mit sogenannten Cofaktoren. Das sind niedrigmolekulare Nicht-Protein-Komponenten wie Metallionen. Neben den Cofaktoren gibt es noch Coenzyme; das sind komplexere organische Moleküle, die Vitamincharakter haben.

Der japanische Gastroenterologe Dr. Hiromi Shinya weist besonders auf die Enzymsynthese in der menschlichen Darmflora hin. Von den im Körper produzierten Enzymen werden ungefähr 3.000 durch die Mikroorganismen im Darm hergestellt. Das zeigt deutlich, warum ein gesundes Darmmilieu für das Immunsystem von Bedeutung ist. Dr. Shinya hat in 45 Jahren mit etwa 300.000 Patienten festgestellt, dass diejenigen Menschen einen gesunden Magen-Darmtrakt besitzen, die regelmäßig eine große Menge Frischkost zu sich nehmen. Unsere Nahrungsenzyme sterben bei etwa 42 °C ab, da dann die Eiweiße gerinnen. So erzeugt Rohkost ein für die Enzymsynthese optimales Milieu im Dünndarm.

Enzymreaktionen benötigen ein pH-Optimum

pH-Optimum von Amylase (Speichel) ist pH 6,5–7
pH-Optimum von Pepsin (Eiweißspaltung, Magensäure) ist pH 2
pH-Optimum von Trypsin (Dünndarm) ist pH 8–10

Außerhalb dieser pH-Werte entstehen eine Verringerung der Reaktionsgeschwindigkeit, eine Veränderung der Raumstruktur und eine Veränderung der elektrischen Ladung der Seitengruppen.

Temperaturoptimum für Enzymreaktionen

Die meisten Enzymreaktionen laufen optimal bei einer Körpertemperatur von 37 °C ab. Eine Erhöhung der Temperatur bis 40 °C bewirkt eine Beschleunigung der Reaktion. Das ist die Erklärung für „heilendes“ Fieber. Bei etwa 42 °C endet die Aktivität durch die beginnende Eiweißgerinnung. Ab 45 °C zersetzen sich Enzyme wegen zu hoher Aktivität untereinander. Dann ist kein Leben mehr möglich.

Enzymaktivität

Bei guten Enzympräparaten wird die Enzymaktivität in F.I.P.-Einheiten (Einheiten der Fédération Internationale Pharmaceutique) angegeben. Sie beschreiben die Wirksamkeit und die Reaktionsgeschwindigkeit eines Enzyms. Je höher die F.I.P.-Einheiten, desto mehr Wirkung. Trotzdem ist für die optimale Wirkung immer auf eine Versorgung durch Coenzyme und einen ausgeglichenen Säure-Basen-Haushalt zu achten.

Verdauungsenzyme

Sie werden vom Körper selbst produziert und von den Speicheldrüsen, dem Magen, der Bauchspeicheldrüse und dem Dünndarm zur Verfügung gestellt, damit die Nahrung in einfache Moleküle aufgespalten werden kann. Naturbelassene, d.h. unveränderte Lebensmittel sind am leichtesten aufspaltbar. Denaturierte und gemischte Kost kann hingegen leichter zu Verdauungsproblemen führen, da sie aus sehr vielen unterschiedlichen Komponenten besteht. Die langlebigsten Völker der Erde leben von einfacher Kost, die pro Mahlzeit ein bis drei verschiedene Lebensmittel enthält. Zudem verzichten sie auf Zwischenmahlzeiten.

Es gibt fünf Gruppen von Verdauungsenzymen:

- Proteasen spalten Proteine und Peptide in Aminosäuren
- Glykosidasen spalten lange Zuckerketten (Stärke, Glykogen) in Einfachzucker
- Lipasen spalten Fette in Fettsäuren und Glycerin
- Nucleasen zerlegen Nucleinsäuren
- Laktose spaltet Milchzucker in Galaktose und Glukose

Die wichtigste Rolle in der Therapie spielen die Proteasen. Sie wirken im Extrazellularraum und sind dort an allen Immunreaktionen beteiligt. Dr. Hellmut Münch schreibt, dass die Zytokine im Blut eine sehr wichtige Rolle für die Bestimmung des Aktivitätslevels des Immunsystems spielen. Diese Botenstoffe sollten nach einigen Stunden wieder eingefangen werden, um eine für das Immunsystem instabile Überaktivierung zu vermeiden. Genau hier greifen die proteolytischen Enzyme ein – sie kontrollieren den Zytokinlevel und leiten damit die Heilung ein.

Proteolytische Enzyme sind die „Chefs" der Immunabwehr. Ein Mangel von ihnen kann das körpereigene Abwehrsystem erheblich stören. Bei unter 30-Jährigen produziert der Körper über den enterohepatischen und pankreatischen Kreislauf sowie in Endothelzellen genügend Enzymmoleküle, die dann als Immunregulatoren in der Blutbahn vorliegen. Schon ab einem Alter von 40 Jahren produziert der menschliche Körper weniger Enzymmoleküle, was die Regulationsfähigkeit des Immunsystems verlangsamt. In immunologischen Krisenzeiten, etwa nach Sportverletzungen, starken Infekten oder chronischen Entzündungen entstehen mehr Schmerzen. Außerdem verzögert sich die Heilung. Deshalb sollten bei allen Entzündungen proteolytische Enzyme substituiert werden. Ein entgifteter, trainierter und rohkostreich ernährter Körper bleibt immunologisch sehr lange leistungsfähig.

Die folgenden Kapitel geben eine Anleitung zur entsprechenden Enzym- und Coenzymsubstitution mit Mitteln unterschiedlicher Firmen sowie weitere Möglichkeiten zur Verbesserung des Enzymhaushaltes durch entsprechende Nahrungsmittel, Darmsanierung und andere in Eigenverantwortung durchführbare Möglichkeiten.

Mineralien, Coenzyme und Vitamine – Enzyme brauchen Coenzyme

Mineralien sind unerlässlich für jede Enzymreaktion im menschlichen Organismus. Unser Körper braucht deshalb für eine optimale Versorgung eine regelmäßige Zufuhr von 70–80 verschiedenen Mineralien und Spurenelementen; am besten über die Ernährung. Ohne sie sind wir nicht in der Lage, alle lebenswichtigen Enzyme zu aktivieren. Auch Vitamine haben ohne Mineralien nur ein eingeschränktes Funktionsspektrum. Leider sind unsere Böden durch Monokulturen und anorganische Düngemittel immer mineralärmer geworden. Insbesondere fehlt es an Selen und Magnesium.

Dr. Charles Northern berichtet, dass der Körper Mineralien ohne Vitamine bioverfügbar machen kann, Vitamine ohne Mineralien aber nutzlos sind. Es ist wichtig, über die Unterschiedlichkeiten der angebotenen Mineralstoffprodukte informiert zu sein. Es gibt *anorganische* Mineralien, die aus marinen Sedimenten oder aus gemahlenen Erzen gewonnen werden und *organische* Mineralien (Ur-Mineralien), die von Mikroorganismen und Pflanzen „vorverdaut" wurden. Diese Mineralien sind schon von Natur aus organisch gebunden sowie negativ geladen und als Kolloide 5.000 bis 7.000-mal kleiner als rote Blutkörperchen. Das hat eine große Bedeutung und optimiert die Aufnahme.

Dr. John Switzer erklärt diese Zusammenhänge sehr gut in seinen Büchern. Er empfiehlt die *Rocky-Mountain-Ur-Mineralien*, die seiner Meinung nach synergetisch wirken. Das heißt, die Wirkung ist im Zusammenspiel größer, als es durch die Summe der Mineralstoffe und Spurenelemente zu erwarten wäre. Die Mikromineralien sind nicht extrahiert. Sie werden kolloidal und organisch gebunden verabreicht. Dies führt zu einer sehr großen Bioverfügbarkeit mit einem optimalen Wirkungsgrad im Körper. Mineralien haben als Coenzyme eine essenzielle Schlüsselfunktion für die Enzymreaktionen, beispielsweise zur Verbesserung des Stoffwechsels und sämtlicher Entgiftungsprozesse. Die Lebenskraft eines solchen Produktes kann nach Auffassung der Radiästhesie in Bovis-Einheiten gemessen werden. Demnach ist ein Lebensmittel unter 6.500 Bovis-Einheiten ungesund, ab etwa 15.000 Bovis-Einheiten hingegen sehr förderlich für die Gesundheit. Das von Dr. Switzer empfohlene und in meiner Praxis sehr bewährte Mittel *SomaVita® (Rocky-Mountain-Ur-Mineralien)* in der *Miron®-Violettglas-Flasche* hat 94.700 Bovis-Einheiten. Es enthält mehr als 70 organische Mikromineralien, sodass der Körper mit allen notwendigen Mineralien biokompatibel versorgt wird.

Völker, in denen die Menschen ein besonders hohes Lebensalter erreichen und geistig sowie körperlich sehr lange gesund bleiben, steht häufig eine optimale Versorgung mit gut resorbierbaren Mineralstoffen zur Verfügung. Forscher versuchten immer wieder, die Ursache dafür zu ergründen. Als einzige Gemeinsamkeit fanden sie unter den Hunzukuc, Armeniern, Aserbaidschanern, Abchasier und den Ureinwohnern des Titicacagebietes das Bewässern der Äcker mit Gletscherwasser. Diese Völker leben abseits der Zivilisation in Gegenden mit wenig Niederschlag, sodass ihnen für ihre Agrarwirtschaft nur das Wasser aus den eisigen Bergeregionen zur Verfügung steht. Zum Vergleich: Populationen mit einer ganz ähnlichen Lebensweise und Ernährung, bei denen aber mehr Regen vom Himmel fällt, weisen seltener derartig starke Konstitutionen bzw. Vitalitätsaspekte auf.

Gletscherwasser ist nach seinem langen und langsamen Weg über die Felsen so vollgeladen mit Mineralien und Spurenelementen, dass es aufgrund seines Aussehens auch als Gletschermilch bezeichnet wird. Die damit bewässerten Pflanzen nehmen diese anorganischen Mineralien auf und verstoffwechseln sie zu organischen Mikromineralien. Es ist ein großer Segen, solche ursprünglichen, samenfesten Pflanzen mit ihrem hohen Gehalt an Bioflavonoiden, Vitaminen und Mineralien als tägliche Nahrung zu konsumieren.

Ich denke, dass die Wertschätzung für Lebensmittel, die mit viel körperlicher Anstrengung angebaut wurden, gegenüber technisch-konventionell erzeugten deutlich größer ist, sodass sich auch im Mentalen die Wertigkeit erhöht. Wenn sich ein Mensch nach intensiver physischer Arbeit an der frischen Luft mit einem echten Hungergefühl an den Tisch setzt, schüttet sein Körper vielfältig Enzyme und Hormone aus. Dieser Prozess wird eben auch durch Dankbarkeit und Freude unterstützt. Denken wir noch eine Schwingungsstufe höher – an die Biophotonentheorie, denn die „Gletscherwasserpflanzen" enthalten eine geballte Ladung gespeicherter Sonnenenergie.

Die innere Ruhe, die bei dieser Art zu leben häufiger zu finden ist, führt auch dazu, sich zu den Mahlzeiten gemeinsam hinzusetzen und in Achtsamkeit intensiver zu kauen. Dadurch werden deutlich mehr Enzyme zur Kohlenhydratverdauung aus den Speicheldrüsen ausgeschüttet, als es in unserer modernen Ablenkungszivilisation i. d. R. der Fall ist. So kommen beim Essen eine hohe Qualität der Lebensmittel (im wahrsten Sinne des Wortes) sowie die Wertschätzung und Achtsamkeit zusammen.

Rocky-Mountain-Ur-Mikromineralien

Unsere hier empfohlenen Mikromineralien stammen aus einer anderen Quelle, die eine ebenso gute Verstoffwechselung der anorganischen Mineralien aufweist. In den südlichen Rocky Mountains wurde ein prähistorischer Urwald durch einen Vulkanausbruch vor Millionen von Jahren verschüttet. Davor nahmen die floralen Strukturen die in großen Mengen im Boden vorhanden Mineralien und Spurenelemente auf. Dieses sehr mineralhaltige pflanzliche Material wird heute abgebaut und in Quellwasser eingeweicht. So entsteht der flüssige Extrakt der organischen *Rocky-Mountain-Ur-Mineralien*.

Die Anwendung dieser Mineralien führt i. d. R. bereits nach kurzer Zeit zu einer verbesserten geistigen Konzentrationsfähigkeit sowie zur Schmerzlinderung, Entzündungshemmung und Gesundung von Haut und Haaren. Viele Patienten merken schnell wie ihr Denkvermögen klarer und fokussierter wird. Daran sehen wir, dass sich die Enzymreaktionen und Stoffwechselprozesse optimieren. Wenn zu den Mikromineralien noch frische Wildkräuter mit ihren Antioxidantien und Biophotonen sowie eine ausreichende Menge von B-Vitaminen (insbesondere Vitamin B_{12}) verzehrt werden, ist schon eine gute Vorsorge gegen mangelnde Konzentration bzw. Demenz geleistet.

Besonders die wasserlöslichen B-Vitamine sind als Coenzyme für viele Enzymfunktionen wichtig, indem sie beispielsweise einem Enzym dabei helfen, Reaktionen zu katalysieren. Dabei bindet sich das Coenzym für kurze Zeit an das Enzym. Es gibt auch Coenzyme, die sich Cosubstrate nennen. Sie sind nur für eine Reaktion mit dem Enzym verbunden. Daneben existieren noch die prosthetischen Gruppen von Coenzymen, die dauerhaft mit dem Enzym verbunden sind.

Coenzyme bestehen aus Mineralstoffen, Spurenelementen und Vitaminen, aber nicht aus Eiweiß. Durch ihre Einnahme ist die Versorgung mit organischen Mikromineralen optimiert, außerdem aktivieren sie die Wirksamkeit von Vitaminen. Es gibt immer mehr

Enzympräparate, denen die wichtigsten Coenzyme deshalb schon beigegeben sind, beispielsweise die Bioflavonoide Quercetin, Citrusbioflavonoide und Traubenkernextrakt beim *BIOGENA DoloZym® forte*. *BIOGENA* das *ReconZym®* enhält die meisten B-Vitamine sowie Vitamin E, A und D3 zudem Zink, Selen, Traubenkernextrakt und Rutin. Im *BIOGENA BromeZym® Zink* sind Vitamin C und Zink enthalten. Das *innovazym pur der Fa. Innova Vital GmbH* wird mit folgenden Coenzymen kombiniert: Folsäure, Vitamin C und A zur Verbesserung des Immunsystems; Selen, Zink und Vitamin E reduzieren den oxidativen Stress in der Zelle und Magnesium, Vitamin B_2, B_6 und B_{12} wirken gegen Müdigkeit. Dazu kommen noch Q10 und Omega-3-Fettsäuren.

Die beste Ergänzung zur Enzymbehandlung ist eine abwechslungsreiche, rohkostorientierte, basische Ernährung, da sie viele Coenzyme liefert und gleichzeitig das pH-Milieu in den einzelnen Organen reguliert, sodass die Effektivität der Enzymreaktionen optimiert wird.

In meiner Praxis fanden schon viele zweiwöchige Seminare zum rohkostorientierten Basenfasten statt. Wir hatten immer Freude daran, gemeinsam neue Rezepte zu erfinden und diese andere Art der Essenszubereitung mit einem Gefühl des Genusses durch einen köstlichen Geschmack und einer wundervollen Farbenvielfalt zu erleben. Zudem sind die Nährstoffe aus einer biologisch angebauten Kost noch in ihrer ursprünglichen Form vollkommen erhalten. Da die Eiweißstoffe der Enzyme bei etwa 42 °C gerinnen und damit ihre Wirkkraft einbüßen, wird in diesen zwei Wochen nichts gekocht. Die Mineralien liegen in der Rohkost organisch gebunden vor und haben damit alle Kraft, die Vitamine der Pflanzen zu aktivieren.

Im Jahr 2014 kam ein wundervolles Buch mit dem Titel *Die unsichtbare Kraft in Lebensmitteln* von A.W. Dänzer heraus. Es ist ein Buch mit sehr vielen Abbildungen, in dem die Zellstrukturen von biologisch angebauten Lebensmitteln anorganisch gedüngten Pflanzen gegenübergestellt werden.

A.W. Dänzer ist der Begründer der Schweizer Firma Soyana und erforscht seit über 30 Jahren nicht nur die energetischen Qualitäten von Lebensmitteln, sondern auch wie ihr Informationsgehalt entsprechend verbessert werden kann. Im Juni 2021 durfte ich in einem Gespräch mit ihm mehr über seine Arbeit erfahren. Er zeigt in seinem Buch Bilder, die uns einen interessanten Einblick in die Strukturen der Zellen geben. Die Fotos machen es möglich, ganze „Kristalllandschaften" zu betrachten, denn die in den untersuchten Lebensmitteln enthaltenen Ordnungskräfte bestimmen die Anordnung der Mineralstoffe und zeigen die wundervolle Struktur und Leuchtkraft der pflanzlichen Zellstruktur nach ihrem Heranwachsen in einem gesunden, mit organischen Mikromineralien versehenen Boden. Die Botschaft dieser Bilder ist von jedem Menschen sofort les- und erfahrbar. Wir sehen gesunde Pflanzenzellen mit einer Ordnung, die alle Säfte fließen lässt, sodass keine Energie gestaut wird oder verloren geht. Eine solche Schönheit und Ordnung verleihen unseren menschlichen Zellen Regeneration und Lebenskraft. Das ist Lichtnahrung erster Ordnung – ein durch Sonnenlicht organisiertes Leben. Dies erklärt sich über die Wirkung der Biophotonen. Die Lichtenergie des Sonnenlichtes überträgt eine ordnende Information auf Schwingungsebene. Im Vergleich dazu sind in den Abbildungen ungeordnete Mineralstrukturen von anorganisch gedüngten Pflanzen, die dunkle Löcher und unstrukturierte zum Teil scharfkantige Gebilde aufzeigt.

Ur-Mikromineralien und Chelate

Anorganische Mineralien

Anorganische Mineralien sind essenzielle Nahrungsbestandteile. Seit langem ist bekannt, dass sie nur zu einem Bruchteil (3–20 %) der eingenommenen Menge in die Blutbahn hinübertreten. Ein Nahrungsergänzungsmittel mit den wertvollsten Eigenschaften nützt uns wenig, wenn die einzelnen Komponenten nicht bis in die Zelle gelangen können. Seit der Entdeckung der prähistorischen Regenwaldmineralien aus Utah zeigt sich die Überlegenheit der pflanzlichen Ur-Mineralien durch eine enorme Steigerung der Bioverfügbarkeit.

Die prähistorischen Pflanzen haben Mineralien aufgenommen, die durch Mikrolebewesen im Boden bereits gesäuert und aufgespalten waren. In einem gesunden Boden, sondern Mikrolebewesen Stoffwechselsäuren ab, welche in der Lage sind, die wenig reaktionsfreudigen und sehr stabilen Mineralverbindungen zu zerlegen. Durch diesen Prozess können Mineralien leichter von der pflanzlichen Wurzel absorbiert werden. Nach dem Überwinden der Darmwand diffundieren die Mineralien in den Blutstrom, um von dort bis in die feinsten Äderchen zu gelangen. Nun kommt die nächste Hürde: Der Eintritt in die Zelle. Er wird durch Gifte und Schlacken im Interzellulargewebe erschwert. Hier übernehmen die chelatierten Mineralien indirekt eine Entgiftungsfunktion, indem sie die Fresszellen, Radikalfänger und die Enzyme (in ihrer Funktion als Coenzyme) unterstützen.

Chelate

In den 1960er Jahren stellten Chemiker die ersten Mineralchelate her. Das Wort *Chelat* ist griechisch und bedeutet Klaue oder Krebsschere. Eine Chelatierung entsteht, indem sich eine Aminosäure um ein Mineral schlingt. Da diese neue Verbindung der Darmwand signalisiert, dass ein nützlicher und unschädlicher Nährstoff ankommt, erhält sie „grünes Licht“ für die Passage. Die Aminosäuren dienen somit den Mineralien als Beförderer auf dem Weg ins Blut. Beim Verdauungsvorgang werden Mineralien aus ihren Verbindungen gelöst und im Darm mit Eiweißbausteinen umgeben. Daraus entstehen Mineralchelate, die über eine hohe Stoffwechselenergie verfügen. Die Magensäure kann Mineralien in elektrisch geladene und damit reaktionsfreudige Ionen aufspalten. Durch die Ladung streben die Mineralien danach, Verbindungen einzugehen, sodass ihre Aufnahme und Verwertung effektiver sind. Ein Problem für die Aufnahme von Mineralien entsteht also bei zu wenig Magensäure.

Die Systemische Enzymtherapie (SET)

Die SET ist ein wissenschaftlich belegtes Heilverfahren und wird in der Enzymtherapie am häufigsten verwendet. Der Patient bekommt dabei die Enzyme in magensaftresistenten Kapseln oral verabreicht, sodass ein hoher Anteil in intakter Form aus dem Darm aufgenommen werden kann. Die resorbierten Enzyme binden sich an Transportproteine (Antiproteinasen) und stehen über das Blut den Geweben im gesamten Organismus zur Verfügung.

Bis in die heutige Zeit ist die Zusammensetzung der Enzympräparate nahezu unverändert geblieben. Sie besteht i.d.R. aus den pflanzlichen Enzymen Bromelain (aus dem gemahlenen Strunk der Ananas) und Papain (aus der Schale und dem Saft der unreifen, noch grünen Papaya) sowie aus Trypsin (aus der Bauchspeicheldrüse vom Schwein) und Chymotrypsin (aus der Bauchspeicheldrüse von Rindern). Eines der ersten systemischen Enzympräparate ist das Wobenzym® von Firma Mucos.

Wirkungen der pflanzlichen Enzyme

Papain

- Förderung der Wundheilung
- Heilende Unterstützung bei Ca-Geschehen
- Reduzierung von Entzündungen
- Heilungsfördernd bei Herz-Kreislauf-Erkrankungen
- Heilungsfördernd bei Verdauungsproblemen
- Heilungsfördernd bei Fistelbildungen

Bromelain

- Reduzierung von Dickdarmentzündungen
- Förderung des Appetits
- Heilungsfördernd bei Bauchspeicheldrüsenproblemen

- Heilungsfördernd bei Akne
- Heilungsfördernd bei Grippe und grippalen Infekten
- Reduzierung von Bluthochdruck
- Heilungsfördernd bei Schaufensterkrankheit
- Heilungsfördernd bei Arteriosklerose

Die Wirkung der Bauchspeicheldrüsenenzyme

Chymotrypsin
- Heilungsfördernd bei gestörten Pankreasfunktionen
- Abbau schädlicher Immunkomplexe
- Fördert Hydrolyse von Proteinen
- Lindert Schmerzen und Entzündungen
- Mangel zeigt Pankreaserkrankung an

Trypsin
- Unterstützt die Wirkung von Chymotrypsin
- Unterstützung der Dünndarmfunktionen
- Hemmung von muskulären und skelettalen Entzündungen
- Verhindert die Koagulation von Blutplättchen
- Aufspaltung größerer Nahrungsenzyme

Seit einigen Jahren gibt es in der SET aber sehr interessante Neuentwicklungen mit veränderten Zusammenstellungen. Zunächst ersetzte man die Enzyme vom Schwein und Rind durch das Lysozym aus Hühnereiweiß (innovazym der Firma Innova Vital GmbH). Die Entwicklung kommt von Dr. Hellmut Münch, dem Leiter der Medizinischen Enzymforschungsgesellschaft e.V. (MEF). Es gibt aber auch Entwicklungen aus rein pflanzlichen Grundstoffen wie Rizoenzyme aus japanischen Reispilzkulturen (z. B. Nortase® von Firma Repha). Hier zielt die Wirkung zwar mehr auf den Verdauungstrakt ab, sie kann aber auch die Funktionen des gesamten Organismus unterstützen.

Wie gelangen Enzyme trotz der großen Molekülstruktur ins Blut?
Nach der Aufnahme von Enzympräparaten in magensaftresistenten Kapseln geschicht die Resorption im Dünndarm. Dadurch ist eine Aufnahme über den Pfortaderkreislauf und die Leber möglich. Die Enzyme der Firma Horvi-EnzyMed B.V. werden über die Schleimhaut aufgenommen, indem man sie als Tropfen 1 bis 3 Minuten im Mund behält oder besser, mit einem Zerstäuber in den Mund sprüht. Die Enzymmoleküle binden sich dann im Dünndarm an das Transporteiweiß Alpha-2-Makroglobulin. Zudem bietet die Firma die Verabreichung als Salbe und als Trinkampullen an.

Enzymdefekte – Ursachen und Folgen

Prinzipiell gibt es auch hier ex- und endogene Einflüsse. Zu den Äußeren gehören u. a. Schadstoffe aus Umweltchemikalien, Nahrungsmittelzusatzstoffe, Medikamente, Krankheitserreger oder psychische Faktoren (z. B. Stress). Sie alle können Mutationen im DNA-Codierungsbereich des Enzyms verursachen. Wenn nur eine einzige Aminosäure ausgetauscht wird, hat das i. d. R. eine starke Veränderung der Raumstruktur des Enzyms mit Funktionsveränderungen, bzw. -einschränkungen bis zum kompletten Wirkungsverlust zur Folge.

Es gibt aber auch innere Enzymdefekte. Beispielsweise durch ein altersbedingtes Nachlassen der Zellleistung. Bei Menschen, die längerfristig auf ihre Ernährung hinsichtlich der pH-Regulierung, einer optimalen Enzymzufuhr und einer ausreichenden Entgiftung Acht geben, lassen sich hingegen deutlich sichtbare Regenerationen feststellen. Eine weitere Möglichkeit sind angeborene Enzymdefekte. Insbesondere durch die Spezifizierung der Enzyme von Horvi-EnzyMed B.V. haben wir sehr viele Optionen, die richtigen Enzyme zu verabreichen, damit veränderte Zellen ihre physiologischen Funktionen wieder aufnehmen können. Diese Enzyme wirken in den Zellen nur an den jeweils geschädigten Stellen. Das heißt, dass gesunde Zellen, bzw. Zellbereiche nicht beeinflusst werden. Jedes Enzym kann aufgrund seiner speziellen Form und seines Aufbaus nur eine spezifische Reaktion beeinflussen.

Körpereigene Enzyme und natürliche Enzymsubstitutionen

Nehmen wir mal an, der Körper ist gesund und bildet die für die Verdauung benötigten Enzyme in ausreichender Menge, dann gibt es dafür verschiedene Quellen.

Enzymquelle Speichel

Kohlenhydratspaltende Enzyme wie die Amylase im Speichel (Ptyalin) schüttet der Körper i. d. R. erst dann ausreichend aus, wenn man die aufgenommene Nahrung gut eingespeichelt und bis zu 50-mal gekaut hat. Merke: Jede feste Nahrung ist optimal vorverdaut, wenn sie flüssig geschluckt wird. Die Amylase wandelt Stärke (Polysaccharide) in Mehrfachzucker (Oligosaccharide) und dann in wasserlösliche Einfachzucker (Monosaccharide) um, deren Aufnahme über die Mundschleimhaut erfolgt. Das nächste Aufschließen von Kohlenhydraten findet erst wieder im Zwölffingerdarm statt.

Enzymquelle Magensaft

Hier wirken die eiweißspaltenden Enzyme wie Pepsin und Kathepsin. Sie entstehen in den Fundusdrüsen des Magens und werden von der Salzsäure aktiviert. Enzyme und Salzsäure bedingen sich gegenseitig:

Zu wenig Enzyme = zu wenig Säure
Zu wenig Säure = inaktive Enzyme

Eine unvollständige Eiweißspaltung führt zu einem unzureichenden Herauslösen von Eisen aus der Nahrung. In der Folge kann eine Anämie entstehen.

Enzymquelle Pankreassaft

Im Zwölffingerdarm wird der Nahrungsbrei im Pankreassaft „gebadet". Dieser enthält eine Fülle von Enzymen (Peptidasen, Proteasen, Endopeptidasen, Trypsin, Chymotrypsin, Elastase u. a.), welche die unterschiedlichen Nahrungsbestandteile umwandeln:

- Kohlenhydrate in Monosaccharide
- Eiweiße in Aminosäuren
- Fette in Glycerin und Fettsäuren

Über den Ductus choledochus fließt zudem das Gallensekret ins Lumen des Zwölffingerdarms, um Fett- durch Gallensäure wasserlöslich zu machen. Die Proteasen sind auch unerlässlich für die Virenabwehr. So geht eine mangelnde Eiweißspaltung mit einer gestörten Infektabwehr einher.

Enzymquelle Dünndarm und Darmbakterien

Im Dünndarm setzt sich die Aufspaltung des Nahrungsbreis fort, sodass der Organismus Nährstoffe und Wasser resorbieren kann. Gleichzeitig werden Gifte und Schadstoffe enzymatisch daran gehindert, wasserlöslich zu werden, damit sie nicht durch die Darmwand ins Blut gelangen. Im Dickdarm erfolgt eine weitere Aufspaltung durch Gärung, aufgrund der von Darmbakterien ausgeschiedenen Enzyme. Dabei werden insbesondere Zellulose und Eiweiß zerlegt. Hier zeigt sich ein weiteres Mal die Bedeutung einer gesunden Darmflora.

Schon in dieser sehr vereinfacht dargestellten Funktion der Enzymquellen zeigt sich, wie komplex die enzymatischen Prozesse allein im Verdauungsbereich ablaufen. Eine wiederentdeckte Möglichkeit, die Aufspaltung der Nahrung auf einfache Weise zu unterstützen, ist die Fermentation. Hierzu gibt es mehrere Varianten, z. B. das sauer eingelegte Gemüse, den Kanne-Brottrunk, verschiedene Rechtsregulatprodukte und andere Fermentationssäfte.

Enzymquelle Sprossen

Frische Sprossen sind knackig und voller Lebensenergie, außerdem liefern sie sehr wertvolle Enzyme. Vor dem Keimvorgang, also bevor die Samen mit Wasser in Berührung kommen, enthalten sie Enzymhemmer (Phytinsäure), die einem vorzeitigem Keimen entgegenwirken.

Die Phytinsäure bindet Phosphor, Mineralstoffe und Spurenelemente im Samen. Erst beim Keimvorgang baut sie sich durch die Aktivierung des Enzyms Phytase ab. Danach sind die Mineralstoffe und Spurenelemente wie Zink, Eisen, Calcium oder Magnesium für die Aufnahme in den Organismus bioverfügbar. Zudem steigt der Gehalt der Vitamine C, B1, B2, Niacin, Biotin, Carotin und E beim Keimen um ein Vielfaches. Nach einigen Tagen bildet sich auch der grüne Blattfarbstoff Chlorophyll.

Bei der Reifung des Samens zur Sprosse sind folgende Enzyme beteiligt:

- Amylase (Stärkespaltung)
- Protease (Proteinumwandlung)
- Lipase (Fettspaltung)
- Emulsin (Zuckerspaltung)
- Invertase (Umwandlung von Zucker in Dextrose)

Insgesamt können beim Keimvorgang von Saatgut, Nüssen und Hülsenfrüchten bis zu hundertmal mehr Enzyme entstehen, als sie im Samenkorn vorhanden waren. Ein Salat aus einer Mischung verschiedener Sprossen hat zum Beispiel einen vielfachen Vitalstoff- und Enzymgehalt, im Gegensatz zu einem Salatkopf. Wir können unsere Enzymaufnahme über die Nahrung sehr einfach verbessern, indem wir frische Sprossen über das Essen streuen. Besser noch – eine Schüssel Sprossensalat aus unterschiedlichen Sprossen zum Essen reichen.

Die Enzymkur

Viele Menschen führen 1- bis 2-mal im Jahr eine Fastenkur durch, um ihr Immunsystem zu stärken. Hierzu gibt es verschiedene Möglichkeiten, wie z. B.: die Mayr-Kur, das Buchinger- oder Basen-Fasten.

In meiner Praxis biete ich das rohkostorientierte Basen-Fasten an. Die Kur geht über zwei Wochen und beinhaltet sowohl Theorie als auch Praxis. Jeden 2. Abend findet ein Treffen zur gemeinsamen Zubereitung der Mahlzeiten statt, an dem ich auch Kurzvorträge über die Heilwirkung der Rohkosternährung halte. Über leichtverträgliche Basensuppen und frischgepresste Säfte ist es möglich, sich auch bei einem sehr geschwächten Verdauungssystem langsam an die Kostumstellung zu gewöhnen, wenn man mit kleinen Mengen beginnt. Das Wichtigste bleibt dabei, auch flüssige Nahrung gut einzuspeicheln.

Zu dieser Kost gehört möglichst viel wild Gewachsenes. Etwa Wildkräuter, Wildgemüse und verwilderte Obstsorten, aber auch die Fermentationsgetränke nach Dr. Johannes Kuhl (s.u.). Kuhl war ein deutscher Krebsarzt und empfahl dieses Getränk seinen Patienten bereits in den 1960er Jahren. Jedes Jahr wächst unsere Sensitivität dafür, unbekannte Wildsorten bei Spaziergängen, Wander- oder Radtouren zu entdecken und kennenzulernen. Am Ende der Kur haben alle Teilnehmer gemeinsam sehr viele Rezepte ausprobiert und erfahren, dass diese Kost richtig gut schmeckt und dabei wirkungsvoll entgiftet sowie deutlich mehr Kraft verleiht.

Es gibt auch die Möglichkeit, Nahrung dazuzunehmen, die im Dörrapparat auf 40 °C erhitzt wurde, denn bei einer schonenden Vorbereitung bleiben die Enzyme gut erhalten. Diese Kur darf auch gerne deutlich länger als zwei Wochen durchgeführt werden.

Das Fermentationsgetränk nach Dr. Kuhl

Das Getränk allein eignet sich bereits hervorragend für eine Enzymkur. In den Büchern von Dr. John Switzer wird seine Herstellung und Wirkung sehr anschaulich und ausführlich beschrieben. Für die Zubereitung brauchen wir einen sogenannten Bioreaktor. Das ist ein sehr großes Einmachglas, das gut luftdicht verschlossen werden kann, um Gemüse, Obst, Wildkräuter, Sprossen (z. B. von Braunhirse) sowie Bienenprodukte milchsauer zu vergären. Diese Fermentationssäfte sind probiotisch und enthalten keinen Zucker mehr.

Auch der Fruchtzucker aus dem Obst und Gemüse wird durch den Fermentationsprozess innerhalb einer Woche zu 100 % abgebaut.

In der Gerson-Therapie wurden frischgepresste Säfte aus Biogemüse noch 13-mal pro Tag verordnet. Das war vor über 50 Jahren, als wir noch keine Hybridzüchtungen angepflanzt haben. Die üblichen Gemüsesorten (oft auch aus Bio-Anbau) sind heute deutlich zuckerhaltiger und aufgrund von Hybridzüchtungen und ausgelaugten Böden sehr arm an Nährstoffen. Hybridzüchtungen bringen große Erträge, sind aber nicht mehr zur Reproduktion fähig. So haben Wildkräuter und -gemüse heute bis zu 50-mal mehr Nährstoffe als konventionell angebaute Nahrungsmittel. Wie in diesen Lebensmitteln die Zellordnung verändert oder zerstört wurde, ist auf den Fotos im Buch *Die unsichtbare Kraft in Lebensmitteln* (A.W. Dänzer) zu sehen. Dort sind in sehr vielen Kristallisationsaufnahmen die Unterschiede in der Zellordnung von biologisch angebauten Pflanzen und Pflanzen, die anorganisch, mineralisch gedüngt wurden zu sehen.

Kommen wir zum Fermentationsgetränk nach Dr. Kuhl zurück. Es schmeckt sehr frisch und hat eine Note von Sauerkrautsaft, aber milder. Dr. Kuhl vermutete, dass seine Säfte die schädliche linksdrehende Milchsäure aus den Zellen verdrängen. Zudem regulieren sie das Säure-Basen-Gleichgewicht.

Die meisten Menschen nehmen heute zu viele stärkehaltige Kohlenhydrate zu sich. Daraus entsteht ein Zuckerüberschuss, mit dem der Zellstoffwechsel überfordert ist und den nicht verbrauchten Zucker zu linksdrehender Milchsäure vergärt. Es wird angenommen, dass dadurch die Atmungsfähigkeit der Zelle vermindert und die Mitochondrien geschwächt werden. Zudem begünstigt das sauerstoffarme Milieu das Wachstum von Krebszellen.

Der Fermentationssaft nach Dr. Kuhl enthält gesunde, rechtsdrehende Milchsäure, die die linksdrehende Milchsäure aus der Zelle verdrängt und die Sauerstoffaufnahme der Mitochondrien wieder ermöglicht. In diesem sauerstoffreicheren Milieu verlieren die Krebszellen ihre Aggressivität. Nach der Erfahrung von Dr. Switzer sind die Fermentationssäfte von Dr. Kuhl in der Gerson-Therapie sehr viel heilkräftiger als die klassischen Gemüsesäfte.

Fermentationssaft mit Bienenprodukten

Bei der Fermentation der Sprossen aus Braunhirse oder Quinoa entstehen Laktobazillen. Diese wandeln die in den Bioreaktor gegebenen Zutaten um. Besonders die Bienenprodukte wie Pollen, Propolis, Bienenbrot, Honig und Gelee Royal werden von den Laktobazillen durch die Fermentation so vorverdaut, dass sie optimal über die Darmwände aufgenommen werden können. Die milchsauren Säfte, die organischen Mikromineralien und die Vitalstoffe aus den Bienenprodukten potenzieren die Wirkung der Fermentationssäfte. Deshalb ist nach dem Verzehr sehr schnell eine Leistungssteigerung zu spüren.

Gelee Royal beinhaltet den wichtigen Neurotransmitter und -modulator Acetylcholin, der die Nervenimpulse – insbesondere die neuronalen Mechanismen des Gedächtnisses – belebt. Acetylcholin wirkt antibakteriell, antiviral und antientzündlich. Bei regelmäßigem Verzehr von natürlichem Honig und wabenfermentierten Bienenpollen verlängern sich deshalb die Telomere der Chromosomen. Das wirkt verjüngend. Sehr viele chronisch-degenerative Krankheiten erfahren Besserung mit fermentierten Bienenprodukten, durch die Regeneration des Körpers. Außerdem haben die Produkte eine antidepressive Wirkung.

Ich selbst halte Bienen und gehe sehr schonend bei der Honiggewinnung vor. Das Schleudern ist wie ein Hurrikan für den Honig und zerstört einen Teil der Enzyme. Deshalb lassen wir den Honig aus der Wabe tropfen.

Enzymkur mit systemisch wirkenden Verordnungen

Eine weitere Möglichkeit einer Enzymkur ist die Einnahme von Enzympräparaten über einen bestimmten Zeitraum. Die Wirksamkeit dieser Kur steigert sich enorm, wenn zeitgleich eine Kost zugeführt wird, die das Säure-Basen-Gleichgewicht reguliert.

Da unsere Nahrungsmittel im natürlichen Zustand einen Teil der für die Verdauung benötigten Enzyme bereits enthalten, ist es wichtig, sie schonend zu verarbeiten und nicht über 42 °C zu erhitzen. Sonst gerinnen die wertvollen Enzyme und ein großer Anteil der Vitamine wird zerstört. Auch die für die Enzymreaktionen wichtigen Coenzyme bleiben nicht vollständig erhalten. Die Kur kann z. B. im Frühjahr und im Herbst oder wenn wir wissen, dass eine stressige Zeit bevorsteht, durchgeführt werden, um das Immunsystem zu stärken. Sie eignet sich aber auch zur Unterstützung der Rekonvaleszenz, denn die kann länger sein als die Dauer der Krankheit selbst. Die Erholung wird mit den Fermentgetränken und einer gezielten Gabe systemisch wirkender Enzyme nachhaltig gefördert; zum Beispiel *BIOGENA DoloZym® forte Gold* oder das *Innovazym plus von Fa. Innova Vital GmbH.* Zu beiden Präparaten empfehle ich immer die *Ur-Mineralien* aus den Rocky Mountains, die 70 essenzielle organische Mineralien und Spurenelemente enthalten. Ein weiteres interessantes Produkt ist *Nortase® von Fa. Repha*, welches Verdauungsenzyme aus Pilzen enthält, die komplett vegan sind, eine Säurestabilität aufweisen und deshalb die Magensäure unbeschadet überstehen. Dieses Rhizo-Enzym-Produkt mindert die Symptome der exokrinen Pankreasinsuffizienz und ermöglicht dadurch eine weitgehend normale Ernährung. Ich verordne dazu natürliche basenorientierte Kost und Ur-Mikromineralien aus den Rocky Mountains als zusätzliche Medikation.

Für einen großen Heilungserfolg bei schweren Erkrankungen ist das Erlernen der Eigenverantwortung und entsprechend gesunder Ernährungsgewohnheiten der wirksamste Weg.

Enzympräparate und Therapie

Enzympräparate von BIOGENA GmbH

Die Fa. BIOGENA GmbH bietet mehrere Enzympräparate für unterschiedliche Indikationen an. Das Bekannteste davon ist das *BIOGENA DoloZym® forte Gold* zur systemischen Therapie.

BIOGENA DoloZym® forte Gold

Das *BIOGENA DoloZym®* forte Gold ist das Premiumpräparat im Enzymsegment, da es systemischer als die anderen Präparate wirkt. Es enthält pflanzliche und tierische proteolytische Enzyme, die bei akuten und chronischen Entzündungen der Muskeln und Gelenke sowie bei Verletzungen zur besseren und schnelleren Wundheilung angewendet werden können. Außerdem lassen sie sich zur Reduzierung der Nebenwirkungen durch Strahlen- und Chemotherapien diätetisch einsetzen. Das Präparat enthält Hydroxypropylmethylcellulose (magensaftresistente Kapselhülle), Quercetin, bioflavonoidhaltigen Citrusextrakt, Bromelain, Papain, Trypsin, Chymotrypsin und Traubenkernextrakt sowie Cellulose als Füllstoff.

Indikationen

- Akute Verletzungen
- Verstauchungen, Zerrungen, Prellungen
- Verbrennungen
- Wundheilung und Regeneration
- Akute Entzündungen, z. B. von Venen, Stirn- und Kieferhöhlen, Muskeln, Sehnen
- Begleitend bei Tennisellenbogen und anderen schmerzhaften Entzündungen
- Begleitend bei Tumorerkrankungen

Dosierung

3 Kapseln täglich 1 Stunde vor oder 2 Stunden nach den Mahlzeiten einnehmen. Zur Behandlung akuter Verletzungen: 3-mal 3 Kapseln für 2 bis 3 Tage, danach 1-mal 3 Kapseln/Tag, bis zur Beschwerdefreiheit. Während und bis 3 Monate nach Therapiebeendigung der Chemo- oder Strahlentherapie 3-mal 3 Kapseln mit Abstand zu den Mahl-

zeiten (30 bis 60 Minuten vor oder frühestens 2 Stunden nach der Mahlzeit) einnehmen und dann 2-mal 2 Kapseln bis zum Ende des 3. Therapiejahres.

Wichtig: Wegen ihrer antithrombotischen Eigenschaften sollte die Behandlung mit Enzymen 4 Tage vor einer OP abgesetzt und danach erst bei einer gesicherten Blutstillung wiederaufgenommen werden.

Anwendung bei chronischen und akuten Entzündungen

Proteolytische Enzyme regulieren Entzündungsprozesse durch Beeinflussung proinflammatorischer Zytokine wie TNF-alpha, IL-1 beta und IL-6. Damit wirken sie antiinflammatorisch, antiödematös und heilungsfördernd. Bromelain lässt sich besonders gut bei chronischen Entzündungen einsetzen. Im Tiermodell zeigte sich eine bessere Wirkung in der Kombination von Bromelain mit Trypsin. Die zusätzliche Gabe von Citrusflavonoiden verbessert die Heilung noch weiter.

Anwendung beim rheumatischen Formenkreis

Im Falle von Schmerz- und Entzündungserscheinungen der Gelenke werden Bromelain und Trypsin als orale Supplementation mit Erfolg angewendet. Bei einer Studie mit Osteoarthritispatienten zeigte sich eine äquivalente bis effizientere Wirkung als bei der Standardtherapie mit nichtsteroidalen Entzündungshemmern. Zudem ist die Allgemeinverträglichkeit der Enzymtherapie besser.

Förderung der Wundheilung

In einer Studie zeigte sich bei einer Supplementierung von Bromelain, in der das Mikroumfeld von offenen Wunden untersucht wurde, eine gesteigerte Durchblutung und damit eine bessere Sauerstoff- und Nährstoffversorgung des Gewebes. Die Einnahme von Trypsin unterstützt ebenfalls die Wundheilung.

Anwendung bei Sportverletzungen

Die Enzymtherapie mit Bromelain fördert hier die Wiederherstellung der Muskelkontraktionsfähigkeit und lindert Schmerzen und Schwellungen. Die Kombination mit Quercetin verbessert die Muskelfunktionen weiter.

Begleittherapie bei Chemo- und Strahlentherapie

Hier wirken die Enzyme in Verbindung mit Quercetin und Citrusbioflavonoiden lindernd auf die Begleiterscheinungen. Es zeigte sich, dass Bromelain und Papain die Bildung von reaktiven Sauerstoffspezies steigern kann und dass Quercetin im Tiermodell antikanzerogene Eigenschaften hat.

Schmerzreduktion
Die Enzymtherapie lindert Rückenschmerzen und die damit verbundenen Beeinträchtigungen des Schlafes. Die Schmerzreduktion verbessert auch die Alltagsbewältigung.

BIOGENA BromeZym® Zink 10

Dieses Mittel enthält Bromelain und wird zur allgemeinen Immunstärkung in Zeiten erhöhter Infektanfälligkeit gegeben. Unterstützt wird der Effekt durch das enthaltene Ester-C und Zink *BIOGENA BromeZym®* Zink 10 zeigt auch bei Sinusitis antientzündliche Eigenschaften. Es wird zur Abschwellung der Schleimhäute bei Rhinitis und Sinusitis gegeben.

Indikationen
- Erkältungsprophylaxe
- Abschwellung der Schleimhäute bei Sinusitis und Rhinitis
- Stärkung des Immunsystems

Dosierung
Im Akutfall 3-mal 1 Kapsel über den Tag verteilt.
Erhaltungsdosis: 1 Kapsel mit viel Flüssigkeit 1 Stunde vor der Mahlzeit oder 2 Stunden nach der Mahlzeit nehmen.

Eigenschaften von Bromelain
Bromelain wirkt auf der einen Seite fibrinolytisch, antiödematös sowie antithrombotisch und andererseits antientzündlich. Daraus ergibt sich der Einsatz bei Sinusitiden, die oft die Folgen von Erkältungskrankheiten sind und sich in Gesichts- oder Zahnschmerzen oder verstärktem Druckgefühl im Nasennebenhöhlenbereich zeigen.

2005 gab es eine Interventionsstudie an 116 an Sinusitis leidenden Kindern, ob eine therapeutische Behandlung mit Bromelain zu einer Verbesserung führen würde. In der Untergruppe, die Bromelain als Monotherapeutikum erhielt, verkürzte sich die Krankheitsdauer. Zudem gab es eine schnellere Erholung nach der Krankheit im Gegensatz zu den Kindern, die entweder einer Standardtherapie oder einer Standardtherapie + Bromelain unterzogen wurden.

BIOGENA DigestioCym® 200 vegetarisch

Das *BIOGENA DigestioCym® 200* vegetarisch ist ein Komplexpräparat und enthält die Enzyme alpha-Amylase, neutrale Protease, Lactase, Lipase, Cellulase sowie Natriumbicarbonat und Hydroxypropylmethylcellulose (Kapselhülle). Es dient mit fett-, eiweiß- und kohlenhydratspaltenden Enzymen der vollständigeren Verdauung, besonders in Fällen, bei denen keine ausreichende Enzymsynthese in der Bauchspeicheldrüse stattfindet.

Indikationen

- Oberbauchsyndrom und dyspeptische Beschwerden, bedingt durch Verdauungsschwäche
- Begleitende Therapie bei exogener Pankreasinsuffizienz
- Bei chronischer Pankreatitis
- Wenn laboranalytische Stuhlbefunde (s. u.) eine unzureichende Verdauungsleistung hinweisen

Dosierungsempfehlung

Täglich 3-mal 1 Kapsel vor einer Mahlzeit einnehmen. Die Enzymmenge kann sowohl nach Umfang und Zusammensetzung der Nahrung als auch dem Grad der Pankreasschwäche angepasst werden.

Erläuterung der Anwendungsgebiete

Die Pankreasinsuffizienz mit einer einhergehenden Verdauungsschwäche betrifft inzwischen etwa ¼ der Bevölkerung in fast jeder Altersgruppe. Sie zeigt sich häufig auch ohne auffällige Symptome (z. B. Fettstühle). Die Patienten berichten meistens von unspezifischen Oberbauchbeschwerden wie Blähungen, stark aufgetriebenen Bäuchen, Völlegefühl, plötzlichen Stuhlentleerungen, schaumigen Stühlen oder auffälligen Bauchgeräuschen.

Endo- und exokrine Funktionsstörung der Bauchspeicheldrüse kommen oft parallel vor. Man geht davon aus, dass jeder 2. Diabetiker eine exokrine Pankreasinsuffizienz hat und dass 20 bis 40 % der Patienten, die unter einer chronischen Pankreatitis leiden, einen sekundären Diabetes entwickeln.

Labordiagnostik

Viele Patienten geben die o. g. Beschwerden an, für deren Ursache keine Erklärung gefunden werden konnte. Da die Erfahrung zeigt, dass gravierende Stuhlveränderungen erst bei mehr als einer 90%-igen Zerstörung der Bauspeicheldrüse auftreten, ist es sinnvoll im Falle des Verdachts auf eine exokrine Pankreasinsuffizienz eine gezielte Diagnostik durchzuführen. Dazu dient der quantitative Nachweis der Pankreas-Elastase 1 im Faeces. Dieses Enzym wird in den Azinuszellen der Bauchspeicheldrüse gebildet und gelangt mit Amylase, Lipase und Trypsin gemeinsam in den Zwölffingerdarm. Dabei übersteht nur die Pankreas-Elastase 1 die Darmpassage unbeschadet, weshalb sie sich quantitativ im Stuhl finden lässt. Zudem ist der Nachweis dieses Parameters nicht durch Substitutionstherapien beeinflussbar.

Der Normwert Pankreas-Elastase 1 für Erwachsenen und Kinder ab dem 1. Lebensmonat ist größer als 200 yg/1 g Stuhl. Eine mäßige Insuffizienz liegt bei 100 bis 200 yg/1 g Stuhl, eine ausgeprägte Insuffizienz unter 100 yg/1 g Stuhl vor.

BIOGENA ConfiZym®

BIOGENA ConfiZym® beinhaltet neben Pankreatin als fett-, eiweiß- und kohlenhydratspaltende Enzyme Lipase, Protease und Amylase sowie Bromelain, Papain, Lactase, Calcium und Natriumbicarbonat. Es wird bei unzureichender Enzymsynthese durch die Bauchspeicheldrüse eingesetzt.

Indikationen

- Oberbauchsyndrome und dyspeptische Beschwerden durch eine Verdauungsschwäche insbesondere bei älteren Menschen
- Wenn ein laboranalytischer Stuhlbefund für eine exkretorische Bauchspeicheldrüseninsuffizienz vorliegt
- Begleitende Therapie für Diabetiker mit endogener und exogener Pankreasinsuffizienz
- Bei chronischer Pankreatitis

Dosierung

Täglich 3-mal 1 Kapsel mit viel Flüssigkeit direkt vor der Mahlzeit einnehmen.
Bei einer entsprechenden Nahrungsquantität muss die Dosis eventuell angepasst werden.

BIOGENA ReconZym® Gold

BIOGENA ReconZym® Gold ist ein speziell auf die Förderung der Wundheilung abgestimmtes Präparat. Es enthält hochdosiert proteolytische Enzyme aus pflanzlichen und tierischen Quellen (Bromelain, Trypsin, Chymotrypsin, Coenzym Q10) und als Ergänzung viele Vitamine (Vitamin A, B_6, B_{12}, C, D_3, E), Pantothensäure, Niacin, Riboflavin, Thiamin, Folsäure und Biotin. Ebenso die Mineralstoffe Zink und Selen und Pflanzenstoffe (Traubenkernextrakt, Rutin), die als Coenzyme wirken. Das Präparat eignet sich besonders zur Wundheilungsverbesserung nach chirurgischen Eingriffen, chronischen Wunden und Verletzungen.

Indikationen

- Wundheilungsstörungen, offene Beine, Dekubitus oder diabetischer Fuß
- Akute Verletzungen wie Schnittwunden, Verbrennungen und Schürfwunden
- Förderung der Wundheilung nach Operationen
- Schmerzreduktion bei Wunden und schnellere Wundheilung

Dosierung

Täglich 3-mal 1 Kapsel außerhalb der Mahlzeiten mit viel Flüssigkeit einnehmen.

Wichtig: Proteolytische Enzyme wie Bromelain können zu einer verstärkten Blutungsneigung führen, da diese Enzyme fibrinolytische und antithrombotische Eigenschaften besitzen. Bromelain verstärkt außerdem die Wirkung von Medikamenten, die die Blutgerinnung hemmen.

Deshalb wird die Enzymtherapie erst begonnen, wenn die Blutstillung gesichert ist. Die Kombination von *BIOGENA ReconZym®* Gold mit Antibiotika ist möglich, da Bromelain die Gewebepermeabilität für Antibiotika verbessert. Dadurch kommt es beispielsweise zu einer Erhöhung des Tetrazyklinspiegels im Plasma und im Urin.

Kontraindikation

Allergie auf Ananas. Es gibt noch keine Daten zur Anwendung während der Schwangerschaft und Stillzeit.

Wirkung

Die Wundheilung ist ein sehr komplexer Vorgang mit vielen Prozessen für die Mineralien, Spurenelemente, Vitamine, Pflanzenstoffe und Enzyme gebraucht werden. Sie besteht aus Blutstillung, Wiederherstellung der Membranen, Entzündungsreduzierung, Entstehung neuer Blutgefäße, Zellteilung und -wachstum, Gewebeaufbau und Narbenbildung.

Wundheilung und die Bedeutung von Mikromineralien

Für die Reparaturprozesse von Verletzungen werden mehr Mikromineralien gebraucht. Sind davon genug im System vorhanden, kann die Wundheilung vollständig und beschleunigt ablaufen. Aber unsere Böden sind leider weitgehend ausgelaugt. Auch das Biogemüse ist überzüchtet, sodass es immer notwendiger ist, eine Vielfalt von Mineralien zu ergänzen. Wird der Heilungsprozess unterbrochen, weil Nährstoffe fehlen, kann die Wunde chronifizieren oder vermehrt Narben bilden.

Pharmakologischer Effekt proteolytischer Enzyme

Enzyme können Moleküle auf spezifische Art und Weise auf- und umbauen. Sie zeigen zudem eine hohe Substratselektivität und katalytische Effizienz. Das merken wir an einer schnellen Umsetzung in die Zielsubstanz und an ihrem geringen Nebenwirkungsspektrum. Mit den Enzymen steht uns ein ideales Therapeutikum zur Verfügung. Eine Subklasse davon sind die proteolytischen Enzyme, die die Eiweißverdauung fördern, Entzündungsprozesse regulieren und regenerierende Wirkung haben. Sie müssen aber mit Abstand zu den Mahlzeiten eingenommen werden.

Bromelain

Bromelain fördert die Wundheilung und lindert Schmerzen. Es findet häufig Verwendung in der Zahnmedizin, da es ein beliebtes Mittel nach Zahnextraktionen und nach dem Einsetzen von Implantaten ist. Eine Studie zur Anwendung bei Zahnfleischtransplantationen zeigte, dass Bromelain die Schmerzen nach der Entfernung des Zahnfleisches effektiv reduziert und die anschließende Wundheilung verbessert. Auch nach Weisheitszahnextraktionen entstehen seltener postoperative Erytheme, Entzündungen und Schmerzen. In einer Vergleichsstudie mit Diclofenac und einer Placebogruppe zeigte Bromelain eine signifikante Schmerzreduktion.

Wundheilungswirkung der Kombination Trypsin/Chymotrypsin

Diese Kombination wird seit den 1960er Jahren klinisch verwendet. Die orale Einnahme ist einfach und eignet sich sehr gut zur Begleittherapie traumatischer Verletzungen, denn die Verbindung der beiden Emzyme bewirkt entzündungshemmende, antiödematöse, fibrinolytische sowie antiinfektiöse und schmerzstillende Effekte. Eine einwöchige Behandlung mit Trypsin und Chymotrypsin beschleunigt den Heilungsprozess des Weichteilgewebes bei Unfallverletzungen und verkürzt die Erholungszeit. Auch Hämatome und Verstauchungen heilen in der enzymsupplementierenden Gruppe schneller ab als in einer Kontrollgruppe, die rein notfallmedizinisch versorgt wird.

Die Bedeutung von Zink in der Wundheilung

Zink ist ein essenzieller Mikronährstoff für die Wundheilung und ein wichtiges Coenzym. Als Cofaktor für die proteolytischen Enzyme ermöglicht Zink die Gewebeneubildung und den Wundverschluss. Da Zink direkt an der zellulären Immunabwehr beteiligt ist, bekämpft es in der ersten Phase der Verletzung sofort das Infektionsgeschehen. Darüber hinaus spielt Zink auch eine Hauptrolle in den anderen Phasen der Wundheilung – von der Entzündungshemmung und Unterstützung der Immunabwehr über die Membranregeneration, Reduzierung des oxidativen Stresses, Blutgerinnung, Epithelisierung und Angiogenese bis hin zur Narbenbildung.

Vitamin C für die Kollagensynthese

Für die Wundheilung ist die Bildung und Einlagerung von Kollagen an der Verletzungsstelle von großer Bedeutung. Vitamin C unterstützt als Cofaktor die Kollagensynthese, indem es an der Hydroxylierung von Prolin und Lysin zu Hydroxyprolin und Hydroxylysin mitwirkt. Beide sind wichtige Bestandteile für die Strukturierung und Stabilisierung des Bindegewebes. Zudem wirkt Vitamin C entzündungshemmend und antioxidantisch.

Pantothensäure und Biotin

Diese beiden B-Vitamine bezeichnet man auch als Hautvitamine. Pantothensäure sorgt für eine schnellere Wundheilung, indem sie die Migration, Proliferation und Genregulation kollagensynthetisierender Fibroblasten stimuliert. Biotin wird in Kombination mit weiteren relevanten Mikronährstoffen bei Hautläsionen und Mundwinkelrhagaden eingesetzt.

Vitamin E und OPC (Oligomere Proanthocyanidine)

Eine Vitamin-E-Supplementierung schwächt besonders den oxidativen Stress bei Brandwunden und verringert in diesen Fällen das Auftreten von Neuropathien. OPCs wirken antioxidativ, antibakteriell und antiviral. Außerdem regulieren sie eine übermäßige Kollagenproduktion während der Wundheilung, damit sich keine hypertrophen Narben oder Fibrosen entwickeln.

Coenzym 10

Coenzym 10 dient als Energielieferant für die Zellen. Es spielt eine Rolle bei der Funktion der Mitochondrien und hat antioxidative Aktivitäten. Die Wundheilungsverbesserung ist auch hier auf eine kollagensynthesefördernde Wirkung in der Haut zurückzuführen.

BIOGENA FlatuZym® 200

Wenn vom menschlichen Enzymsystem Ballaststoffe nicht abgebaut werden können, kommt es vor, dass die Mikroorganismen des Darms bei der Fermentation dieser Stoffe Gase bilden, die zu Völlegefühl, Flatulenzen und Verdauungsstörungen führen. Das *BIOGENA FlatuZym® 200* ist ein Kombinationspräparat aus den kohlenhydratspaltenden Enzymen Amylase, Alpha-Galaktosidase, Cellulase, Hemicellulase und Fenchelextrakt. Es erleichtert die Verdauungsprozesse bei Menschen, die auf die essenziellen Ballaststoffe mit Blähungen reagieren und hilft beim Reizdarmsyndrom. Die mit *BIOGENA FlatuZym®*

200 zugeführten Enzyme sorgen für einen verbesserten Abbau der langkettigen Kohlenhydrate. Der Fenchel verhindert übermäßige Gasbildung.

Indikationen

- Wirkt Blähbauch und Flatulenzen entgegen
- Reduziert gastrointestinale Symptome bei ballaststoffreicher Ernährung
- Lindert Reizdarm und unspezifische Verdauungsbeschwerden

Dosierung

Zu einer ballaststoffreichen Mahlzeit 2 Kapseln mit viel Flüssigkeit einnehmen.

Ballaststoffe als Trigger des Reizdarmsyndroms

Beim Reizdarmsyndrom gibt es Episoden mit Schmerzen und Unwohlsein im abdominalen Bereich. Ballaststoffe mit drei oder vier Monomereinheiten können im menschlichen Dünndarm weder verdaut noch aufgenommen werden, denn für die hydrolytische Spaltung komplexer Bindungen fehlen endogene Enzyme. Da diese Enzyme aber in der Natur existieren, können sie exogen zugeführt werden.

Cellulase

Als Hauptbestandteil der pflanzlichen Zellwand kennen wir die Cellulose. Sie tritt meistens mit der Hemicellulose auf und beeinflusst die Verweildauer unserer Nahrung während des Digestionsprozesses (Aufspaltung der Nahrung in ihre Bestandteile) positiv. Bei einer schwachen Verdauung bringt eine Ergänzung von Cellulase Erleichterung.

Hemicellulase

Auch die Hemicellulosen sind ein Bestandteil der pflanzlichen Zellwände. Wird Hemicellulose aufgespalten, entstehen kurzkettige Fettsäuren, die als Prebiotika die Nahrung für die wichtigen Mikroorganismen im Darm darstellen. Wenn man Hemicellulase ergänzt, können die prebiotischen Eigenschaften besser genutzt werden. Außerdem vermehren sich die gesundheitsfördernden und immunstimulierenden Bakterien.

Amylase

Amylase wird in der Bauchspeicheldrüse und im Mundspeichel (alpha Amylase) vom Körper selbst synthetisiert. Sie gehört zu den Glycosidasen und ist eines der wichtigsten Enzyme für die Verdauung von Stärke, da sie deren alpha-glycosidische Bindungen spaltet. Die Speichelamylase trennt Stärke und Glycogen in lösliches Dextrin sowie in den Zweifachzucker Maltose. Um sie in ausreichender Menge zur Verfügung zu haben, ist ein gründliches Kauen erforderlich. In der sauren Umgebung des Magens wird die Amylase inaktiviert. Im Dünndarm setzt die Pankreasamylase ihre Hydrolyse bis zur Entstehung der für die Energiegewinnung erforderlichen Glucose fort.

Alpha-Galactosidase

Alpha-Galactosidase wird auch im Speichel und im Pankreas produziert. Sie baut hauptsächlich Galactose (Milchzucker der Lactose) ab.

Fenchelextrakt

Fenchel wurde schon in der Antike als Arzneipflanze gegen Blähungen verordnet. Das Öl aus den Fenchelsamen hat neben karminativen und stimulierenden Eigenschaften auch einen antispastischen Effekt auf die glatte Muskulatur und wirkt deshalb darmberuhigend.

BIOGENA GluteZym®

Die Glutenunverträglichkeit ist heute sehr weit verbreitet, weshalb sich viele Menschen glutenfrei ernähren müssen. *BIOGENA GluteZym®* stellt einen ergänzenden Schutz bei einer unbeabsichtigten Einnahme von Weizengluten dar. Das darin enthaltene Enzym Aspergillus-niger-Prolyl-Endopeptidase (AN-PEP) bewirkt den Abbau von Glutenpeptiden, bevor sie den Dünndarm erreichen. Zur Unterstützung der normalen Verdauungsenzyme enthält das Präparat Calcium und Vitamin B2 (Verbesserung der Schleimhäute).

Indikationen

- Abbau von Glutenpeptiden vor Erreichen des Dünndarms
- Verbessert die Verträglichkeit glutenhaltiger Speisen
- Einsatz bei Personen, die Gluten nicht vertragen (nicht bei Zöliakie)
- Zur Verdauungsunterstützung und Förderung gesunder Schleimhäute
- Ergänzung glutenfreier Diät auf Reisen, im Restaurant etc.

Dosierung

Bei Bedarf 3 Kapseln zu einer Mahlzeit, die glutenhaltige Lebensmittel enthält. Das Präparat ersetzt nicht eine glutenfreie Ernährung.

Probleme beim Abbau von Glutenpeptiden

Gluten hat einen hohen Gehalt an Prolin. Der hydrolytische Abbau von Proteasen wird durch die Lokalisierung und Häufigkeit der Prolinreste erschwert. Deshalb kann Gluten weder von den Verdauungsenzymen Pepsin im Magen noch von Trypsin und Chymotrypsin im Dünndarm gespalten werden. Da prolinschneidende Proteasen im menschlichen Verdauungssystem nicht vorhanden sind, gelangen die langen Glutenpeptide nur unverdaut in den Dünndarm. Mit der AN-PEP haben wir im *GluteZym®* einen Stoff, der den Glutenabbau fördern kann.

BIOGENA LactroZym®

BIOGENA LactroZym® enthält das lactosespaltende Enzym Lactase (Tolerase), wodurch es Lactoseintoleranzen vermindern kann. Je nach Aufnahmemenge lactosehaltiger Lebensmittel und individueller Toleranzschwelle erfolgt eine angepasste Dosierung. *BIOGENA LactroZym®* enthält zusätzlich 10 verschiedene Bakterienkulturen und Inulin.

Indikationen

- Lactoseintoleranz (genetischer oder erworbener Lactasemangel)
- Durch Lactasemangel verursachte dyspeptische Beschwerden
- Therapiebegleitend bei Parkinson
- Sekundärer Lactasemangel aufgrund entzündlicher Darmerkrankung

Dosierung

1 bis 2 Kapseln vor einer lactosehaltigen Mahlzeit. Empfehlung: 1 Kapsel pro 5 g Milchzucker.

Folgen der Lactoseintoleranz

Lactose (Milchzucker) ist das Hauptkohlenhydrat in der Milch. Bei Produktion einer ausreichenden Menge an Lactase wird der Milchzucker im Dünndarm in Glucose und Galactose gespalten. Wenn unverdaute Lactose im Dickdarm verweilt, bilden sich Gärprozesse. Die dabei entstehenden Abbauprodukte erhöhen den osmotischen Druck im Kolon, wodurch ein massiver Wassereinstrom mit Durchfällen und Krämpfen bewirkt werden kann. Aufgrund dieser massiven Störungen im Darm ist es möglich, dass sich weitere Krankheiten wie Nahrungsmittelunverträglichkeiten oder ein Leaky-Gut-Syndrom entwickeln. Das Leaky-Gut-Syndrom (Durchlässigkeit der Mucosa) entsteht bei Schwellung und Reizung der Darmschleimhaut. So können Gifte und andere Fremdstoffe in den Organismus gelangen und dort wie Allergene wirken.

Probiotische Komponente in BIOGENA LactroZym®

Eine vermehrte Zufuhr an probiotischen Mikroorganismen (z. B. Milchsäurebakterien) erhöht die Toleranz von Milchzucker und stärkt die Darmflora ganz erheblich. Die Darmschleimhaut erhält einen Schutz durch die mikrobielle Schicht.

BIOGENA DAOZym®

BIOGENA DAOZym® ist ein diätetisches Lebensmittel gegen Histaminintoleranz. Es beinhaltet L-Glutamin und einen Proteinextrakt mit Diaminooxidase (DAO). Das Enzym DAO baut Histamin ab, indem die DAO-Menge im Dünndarm erhöht wird. Eine Erhöhung von Diaminen stört die Fähigkeit, Histamin abzubauen. Gleichzeitig wird das Anfluten von Histamin durch bestimmte histaminhaltige Lebensmittel verhindert.

Indikationen
Lebensmittelunverträglichkeit durch Histaminintoleranz.

Definition Histaminintoleranz
Dass mit der Nahrung aufgenommene Histamin wird nicht vertragen, da ein Mangel an DAO oder ein Missverhältnis zwischen Zufuhr und Abbau von Histamin vorliegt. Es handelt sich hierbei aber nicht um eine Allergie, sondern um eine pseudoallergische Reaktion auf Histamin. Ein Histaminanstieg wird auch durch Stress und die Zufuhr histaminerhöhender Medikamente getriggert. Histamin wirkt als Gewebshormon, Neurotransmitter, Botenstoff und Entzündungsmediator für allergische und pseudoallergische Reaktionen. Intrazelluläres Histamin wird durch das Enzym Histamin-N-Methyltransferase abgebaut und durch das mit der Nahrung aufgenommene Histamin von der in der Darmmucosa gebildeten Diaminooxidase inaktiviert.

Symptome bei Histaminintoleranz
Gastrointestinale Beschwerden, Kopfschmerz, Quinke-Ödem (Anschwellen der Lippen), Hypertonie, Arrhythmie, Flush, Urticaria, verstopfte Nase, gerötete Augen, Dysmenorrhoe bis hin zu Anaphylaxien.

DAO-hemmende Medikamente
Es gibt eine ganze Reihe von Arzneistoffen, die einen hemmenden Effekt auf die Wirkung der DAO haben können, z. B. Acemetacin, Acetylcystein, Acriflavin, Ambroxol, Aminophyllin, Amitriptylin, Chinidin, Chloroquin, Cimetidin, Clavulansäure, Diazepam, Dihydralazin, Framycetin, Furosemid, Haloperidol, Isoniazid, Metamizol, Metoclopramid, Theophyllin, Verapamil. Auch Alkohol setzt die Aktivität von DAO herab, sodass eine Histaminfreisetzung aus den Mastzellen und den Basophilen möglich ist. Ein Mikronährstoffmangel kann die DAO-Aktivität ebenfalls vermindern.

L-Glutamin
Die Aminosäure L-Glutamin hilft dabei, eine gestörte Darmmucosa wiederaufzubauen.

Enzympräparate von Innova Vital GmbH

Die neuen innovativen Enzymprodukte sind eine Weiterentwicklung ohne die Wirkstoffe aus der tierischen Bauchspeicheldrüse (mit Ausnahme des Produktes innovazym CA) und mit Zusatz einiger als Coenzyme wirkenden Mineralien und Vitamine.

innovazym

Das Mittel dient u. a. der Unterstützung des Immunsystems. Es beinhaltet Bromelain, Papain, Lysozym, Q10, Magnesium, Zink, Selen, Vitamin B_1, B_2, B_6, B_{12}, C, E, A, Provitamin A und Folsäure.

Anwendungsempfehlungen

- Rückenschmerzen
- grippale Infekte
- intensiver Sport und Sportverletzungen
- Venenentzündungen
- starke berufliche Belastungen

Einnahmeempfehlung

Über den Tag verteilt 7 Tabletten *innovazym* auf nüchternen Magen 1 Stunde vor dem Essen oder 3 Stunden nach dem Essen. Ein Tipp: morgens 3 und abends 4 Tabletten einnehmen.

innovazym plus

Auch dieses Präparat dient der Unterstützung des Immunsystems. Die Packung enthält sowohl Tabletten mit Bromelain, Papain, Lysozym, Zink und Vitamin C als auch Omega-3-Kapseln.

Einnahmeempfehlung

Morgens 3 Tabletten plus 3 Kapseln Omega-3 und abends 4 Tabletten plus 4 Kapseln Omega-3.

innovazym pur

Zur Unterstützung des Immunsystems sowie zur Akutbehandlung von:
- Sportverletzungen und Muskelkater
- Erkältungen
- Wundheilung nach Operationen
- nach Zahnextraktionen

Einnahmeempfehlung
Morgens 3 und abends 4 Tabletten.

innovazym CA

Die kleinen, leicht schluckbaren, magensaftgeschützten Tabletten enthalten Papain, Trypsin, Chymotrypsin und Selen.

- Schützt die Zellen vor oxidativem Stress
- Unterstützt das Immunsystem in seiner normalen Funktion
- Fördert den Erhalt kräftiger Haare und Nägel

Einnahmeempfehlung
Morgens und abends je 3 Tabletten auf nüchternen Magen 1 Stunde vor oder 3 Stunden nach dem Essen.

innovazym LOCAL

innovazym LOCAL ist eine Hautcreme mit der Zugabe von 20 mg Lysozym pro Gramm Creme. Lysozym wurde 1922 von Alexander Fleming entdeckt. Es ist eine Hydrolase, die antibakteriell wirkt, indem sie Bakterienzellwände abbaut. Das Enzym kommt im Körper in fast allen Flüssigkeiten wie z. B. Speichel, Schweiß, Nasensekret und Tränenflüssigkeit vor. In der Hautschicht dient es als Schutzbarriere und verhindert dort das Eindringen von Bakterien, Viren und Pilzen.

Anwendungsempfehlung
- trockene Haut
- Pickel, Mitesser, Akne
- Rötungen, Stiche

- Sonnenbrand und andere Verbrennungen
- Neurodermitis
- Hautpilz
- Herpes simplex und Zoster

2- bis 3-mal täglich auf betroffene Hautstellen auftragen und einmassieren.

Wildkräuter-Vitalkost-Therapie nach Dr. med. John Switzer

Dr. Switzer leitet seit 1992 eine Ayurvedaklinik am Starnberger See, die sich auf Reinigungskuren, Heilfasten und die Wildkräuter-Vitalkost-Therapie spezialisiert hat. In seinem Buch *Dr. Switzers Wildkräuter-Vitalkost-Therapie* bringt er seine Ideen in leichtverständlicher und sehr ansprechend bebilderter Form zum Ausdruck. Schon beim ersten Durchblättern ist bei mir eine große Begeisterung entstanden. Zum einen durch die Rohkostthematik, die hier mit vielen neuen Anregungen erweitert wird, zum anderen durch die Fotos, die mich animiert haben, die Rezepturen und Rezepte des Buches sofort auszuprobieren.

Zudem greift Dr. Switzer sehr ausführlich die *Gerson-Therapie* auf. Dieses Konzept hat er neu überarbeitet, sodass die Grundidee bestehen blieb, die Art der Therapie aber auf unser heutiges Befinden angepasst ist. Wir sind gegenwärtig sehr viel mehr mit Schadstoffen kontaminiert als zur Zeit von Dr. Gerson, dazu kommt das Schnelllebige und eine immer höher werdende Belastung durch impulsmodulierte Strahlungen.

Ich selbst habe noch sehr viele Jahre alle pflanzliche Kost für die Familie in meinen Gärten biologisch angebaut. Die Arbeit an der frischen Luft gab mir immer eine gewisse Ruhe und Achtung vor der Schöpfung. Jeder kleine Spross wurde gehegt, geliebt und geachtet und wenn er sich zu einer Pflanze entwickelt hatte, mit Dankbarkeit geerntet.

Heute wird auch im Bio-Landbau Hybridsaatgut verwendet. Die Folgen davon sind mineralstoffärmere Pflanzen, deren Bitterstoffe durch Züchtung vermindert sind. Es ist eine Freude zu sehen, dass viele Menschen umdenken und wieder samenfeste Pflanzen alter Sorten anbauen, die nicht allein auf eine Ertragsvermehrung hin gezüchtet wurden. Im Gegensatz zu Hybriden sind diese Arten noch in der Lage, sich zu vermehren. Außerdem enthalten sie mehr Bitterstoffe und weniger Zucker als die heutigen Züchtungen für die

Massenproduktion. Der Nährstoffgehalt der samenfesten Pflanzen ist nur noch durch Wildkräuter zu toppen. Wildkräuter stehen uns kostenlos zur Verfügung und sind in großer Menge vorhanden. Ein weiterer schöner Punkt ist, dass das Gärtnern oft wieder mit eigenem Kompost geschieht, häufig angereichert durch effektive Mikroorganismen.

Damit kommen wir zurück zu den großartigen Behandlungskonzepten von Dr. John Switzer. Zunächst geht Dr. Switzer auf die Therapie des Arztes Dr. Max Gerson (1881 bis 1959) ein, die in meinen Augen ein Meilenstein in der Enzymbehandlung ist. Dr. Gerson hatte damit über 30 Jahre tausenden von Krebspatienten geholfen. Es ist kaum mehr zu glauben, mit welch einfachen Mitteln dieser Erfolg erreicht wurde, denn das Denken in der Medizin ist heute sehr kompliziert geworden.

Dr. Gerson setzte 13-mal am Tag frisch gepresste Säfte von natürlich angebautem Gemüse ein. Diese hatten einen hohen Gehalt an Enzymen und organisch gebundenen Mikromineralien. Zur Unterstützung der Leberentgiftung machten die Patienten fünfmal am Tag einen Kaffeeeinlauf, denn durch den hohen Bitterstoffgehalt des Kaffees erweitern sich die abführenden Gallenwege. Ergänzt wurde diese Kur mit der Einnahme proteolytischer Enzyme, einer Kaliummischung, eines Schilddrüsenextrakts, einer Lugolschen Lösung sowie von B-Vitaminen und Leberextrakten.

So war Dr. Gerson ein echter und gewissenhafter Pionier, dem die Gesundung seiner Patienten am Herzen lag und nicht die Profitoptimierung. Eine so „einfache" Medizin ist nicht patentierbar und liegt damit außerhalb der Geschäftsmodelle vieler Medizinalbetriebe unserer heutigen Zeit. Dr. Gerson erkannte, dass eine Heilung ohne eine massenhafte Enzymzufuhr nicht möglich war, denn jeder Regenerationsprozess läuft über eine Vielzahl von Enzymreaktionen pro Sekunde in den Zellen ab. Die Wirkung der Gerson-Therapie entsteht hauptsächlich durch eine umfassende Entgiftung des Körpers in Kombination mit einer sehr guten Nährstoffversorgung. Nach der Entgiftung sind die Zellen wieder viel besser in der Lage, die passenden Nährstoffe aufzunehmen.

Schon damals erklärte Dr. Gerson, dass der Einsatz von Zentrifugalentsaftern sehr enzymschädigend ist und führte den *Slow-Juicer* ein. Dieses Gerät rotierte mit 40-80 Umdrehungen pro Minute und entsaftete sehr schonend Gemüse und Wildkräuter. Ich habe von meinem Imkerlehrer Christian Eggers, der eine Bioland-Imkerei betreibt, gelernt, auch Honig nicht zu schleudern, wenn ich einen sehr enzymreichen Honig gewinnen möchte, sondern ihn schonend austropfen zu lassen oder schonend zu pressen. Das Schleudern wirkt wie ein Hurrikan auf die Enzyme und zerstört durch die Zentrifugalkraft einen großen Teil von ihnen.

Erweiterung der Gerson-Therapie durch Dr. Switzer
Dr. Switzer ergänzte die Gerson-Therapie mit heimischen Wildkräutern und bittet darum, auf die Säfte mit roten und gelben Rüben zu verzichten. Die gegenwärtigen Hybridrüben haben bis zu 30 % mehr Zuckergehalt und deutlich weniger organische Mikromineralien. Er schreibt, dass Krebspatienten mit der Gerson-Therapie, so wie sie in den 50er Jahren war, heute nicht mehr so erfolgreich behandelt werden können. Das liegt an den fehlenden Phytonährstoffen und den mit Toxinen stärker belasteten Gemüsen. Sein Rat ist, in der Krebstherapie unbedingt auf süße Gemüse- und Obstsorten zu verzichten.

Ein interessanter Ansatz ist die Biophotonenforschung nach Prof. Fritz Albert Popp. Der Theorie nach laden Biophotonen die Mitochondrien bioelektrisch auf, die Folge ist eine vermehrte Sauerstoffaufnahme und -verarbeitung in der Zelle. Prof. Popp bezeichnete die Biophotonen als Medizin der Zukunft. Das kann ich sehr gut nachvollziehen, einmal über meine eigenen Heilerfahrungen mit der Rohkost und besonders auch als Anwenderin der Schwingungsmedizin. Biophotonen sind in meinen Augen heilende Lichtfrequenzen. Möglicherweise spielen Biophotonen auch in der Krebstherapie eine große Rolle.

Denkbar ist, dass Wildkräuter und frisch gepflückte Wildbeeren über eine höhere Biophotonenmengen verfügen als konventionell angebaute Pflanzen. Auch fermentierte Säfte und selbst gezogene Sprossen könnten mehr von ihnen enthalten.

Dr. Switzer beschäftigte sich viele Jahre damit, wohlschmeckende Gerichte aus Wildkräutern zu kreieren. Wildkräuter sind eines der größten Geschenke der Natur, denn Brennnesseln, Giersch, Löwenzahn u.v.a. beinhalten 5 bis 50-mal mehr Nährstoffe als Biogemüse. Außerdem sollen sie sehr reich an Biophotonen sein, die der Theorie nach stark antioxidantisch wirken und die Mitochondrien bioelektrisch aktivieren.

Die Erfahrungen mit Patienten zeigen, dass die Wirkungen der Wildkräuter bei einem regelmäßigen Verzehr größerer Mengen zunehmen. Am verträglichsten sind sie, wenn man sie zunächst als Saft oder Kräutercocktail zu sich nimmt. Insbesondere bei schwerkranken Patienten ist das „Verdauungsfeuer" häufig derart geschwächt, dass sie die leicht „vorverdaute" Form (als Saft ohne Ballaststoffe) besser vertragen. Dr. Switzer nahm deshalb noch die heilkräftigen Fermentationssäfte von Dr. Johannes Kuhl dazu, in denen auch zuckerhaltiges Gemüse durch die Fermentation zuckerfrei geworden ist. Dr. Kuhl verabreichte seinen Krebspatienten diese Säfte schon in den 1960er Jahren. Es ist sinnvoll, Dr. Kuhls Säfte immer mit Wildkräutern und Sprossen anzusetzen und damit den Zucker vorher mittels Fermentation zu entfernen. Die Gerson-Therapie ist bei Verwendung dieser fermentieren Getränke deutlich heilkräftiger als ihre klassische Variante. Hierdurch hat Dr. Switzer die Gerson-Therapie perfekt an die Gegebenheiten der heutigen Zeit angepasst, denn unsere aktuelle Lebensweise basiert häufig auf dem Konsum vieler stärkehaltiger Nahrungsmittel und bringt viel Stress mit sich. Durch die Verwendung der Fermantationssäfte nimmt die Produktion von rechtdrehender Milchsäure in den Zellen zu.

Beachtenswert ist auch die erhebliche Menge an Glyphosat, die unsere Gesellschaft über den Verzehr vieler Getreideprodukte über Jahrzehnte schleichend aufnimmt. Die Symptomatik einer Glyphosatbelastung beginnt mit Müdigkeit, Antriebslosigkeit, Schlafstörungen, veränderter Stimmung, Gewichtszunahme und mangelnder Stressresistenz. Viele Menschen versuchen, diese energetischen Schwächen durch den Konsum von Kaffee, tierischem Eiweiß, Zucker, Alkohol oder Nikotin zu kompensieren. Das fördert allerdings die Übersäuerung und führt zur Bildung von linksdrehender Milchsäure in den Zellen, sodass sich der Stoffwechsel deutlich verlangsamt und eine Gewichtsabnahme erheblich erschwert wird. Durch die Übersäuerung können sich vermehrt Toxine im Gewebe einlagern.

Robuste Völker, die die Angewohnheit haben, Lebensmittel durch Fermentation haltbar zu machen, leiden sehr viel weniger an Krebs. Um ihren Krebs besser in Schach zu halten, sollten Ca-Patienten täglich einen Liter Fermentationssaft trinken, denn dadurch wird die linksdrehende Milchsäure optimal aus den Zellen verdrängt. Kombucha und sauervergorene Speisen können den zellulären Metabolismus ebenfalls verbessern. Wenn sich der Körper von der linksdrehenden Milchsäure gereinigt hat, verschwindet häufig auch der Schweiß-Geruch.

Rezept für Fermentationssaft

Benötigt wird ein entsprechendes Gefäß. Am besten eignet sich ein luftdicht verschließbares Einmachglas mit einem Volumen von etwa vier Litern. Dort füllt man die heilkräftigen Lebensmittel wie Sprossen, Wildgemüse, Wildkräuter, organisch gebundene Mikromineralien und ggf. Bienenprodukte wie Propolis, Gelee Royal, Bienenpollen und Bienenwachs hinein. Dieses Gemisch bleibt eine Woche oder länger stehen, bis die milchsaure Gärung abgeschlossen ist.

In meiner Küche stehen mitunter mehrere solcher „Bioreaktoren". Ich konnte beobachten, dass Fermentationssäfte, die länger stehen, leuchtend wirken.

Das Rezept

- Ein Einmachglas, das 4 Liter fasst („Bioreaktor")
- 2 Tassen Braunhirsesprossen, 3 Tage gekeimt
- 2 Tassen Gemüse, Karotten, Sellerieknolle, Petersilienwurzel, Rote Beete etc.
- 2 Handvoll frisch gepflückte Wildkräuter

- 6 Esslöffel Mikromineralien (falls verfügbar)
- 4 Esslöffel Bienenprodukte, Propolis, Wachs, Perga etc. (falls verfügbar)
- ½ Tasse bittere Aprikosenkerne (nach Wahl)

Statt Braunhirse können auch Quinoa-, Buchweizen-, Kamut- oder Einkornsprossen verwendet werden. Die Sprossen weicht man am ersten Tag mindestens 4 Stunden in Wasser ein und gießt danach das Wasser ab. In den folgenden Tagen werden die Sprossen täglich 2-mal mit Wasser gespült. Nach 3 Tagen gibt man die fertigen Keime in den luftdicht zu verschließenden „Bioreaktor". Hinzu kommen das kleingeschnittene Gemüse und eventuell die Bienenprodukte sowie bittere Aprikosenkerne. Anschließend wird das Einmachglas bis zur Oberkante mit Wasser aufgefüllt und luftdicht verschlossen, für 1 Woche bei Zimmertemperatur gelagert. Danach ist der probiotische und enzymreiche Saft fertig, der aber auch gerne länger gären darf. Dieses Getränk ist eine besonders gute Quelle für rechtsdrehende Milchsäure. Der Saft wird gesiebt und in luftdicht verschlossene Flaschen abgefüllt. Da somit keine Bakterien eindringen können, ist er gekühlt lange haltbar und ein optimales Getränk zu jeder Fastenkur, denn die rechtsdrehende verdrängt die linksdrehende Milchsäure aus den Zellen. Das unterstützt die Entgiftung und aktiviert den Stoffwechsel.

Das regelmäßige Trinken dieses Fermentationsaftes unterstützt auch die körperliche Gewichtsabnahme. Empfehlenswert ist 1 Liter pro Tag. Insbesondere das Immunsystem erfährt dabei eine Stärkung, da ein Großteil davon mit der Schleimhaut des Darmes in Verbindung steht. Hinzu kommt, dass der Saft den Darm säubert und die Regeneration der Darmflora fördert.

Chlorella-Cocktail zur Schwermetallausleitung

Dr. Switzer empfiehlt in seinem Buch auch einen milchsauren Cocktail auf Chlorellabasis, der sich besonders gut zur Ausleitung von Schwermetallen eignet.

Rezept

- 500 ml fertiger Fermentsaft aus Braunhirsesprossen
- 2 Esslöffel grünes Chlorellapulver
- 2 Esslöffel fermentiertes, goldgelbes Chlorellapulver

oder

- 2 Esslöffel Biohanfpulver
- 1 Teelöffel Zimt
- ½ Teelöffel Stevia
- 3 Esslöffel organische Mikromineralien

- 1 Esslöffel Bienen-Vitality-Mix oder rohen Honig
- ½ Tasse Physalis oder andere Beeren

Eine hohe Belastung durch Schwermetalle wie Quecksilber, Aluminium, Blei, Cadmium oder Barium kann u. a. zu onkologischen-, neurologischen, kardiologischen (Bluthochdruck) und dermatologischen Erkrankungen sowie kognitiven Störungen (Lernschwäche, Demenz) führen. Das grüne Chlorellapulver bindet diese toxischen Metalle und leitet sie aus. Außerdem enthält es wertvolle Vitamine und Eiweiße.

Fermentiertes, goldgelbes Chlorellapulver wird vom Darm wegen der vorangehenden Fermentation besonders gut aufgenommen. Es beinhaltet ein- und mehrfach ungesättigte Fettsäuren und leicht verdauliches Eiweiß. Das Hanfpulver ist reich an Eiweißen und Omega-3-Fettsäuren. Die Mikromineralien reduzieren das Verlangen nach zucker- und stärkehaltigen Produkten. Der Bienen-Vitality-Mix enthält besondere Enzyme und weitere Inhaltstoffe, die für die Krebsbehandlung relevant sind. Braunhirse ist das mineralreichste Getreide. Sie enthält Eiweiße und wird im Darm nach der Sprossung und Fermentation leicht aufgenommen.

In dem Buch *Dr. Switzers Wildkräuter-Vitalkost-Therapie* sind noch viele Rezepte für Säfte enthalten. Zum Beispiel der Wildkräuter-Sprossen-Gemüse- oder der Topinambursaft. Außerdem werden weitere sehr gesundheitsfördernde und köstliche Alternativen aufgezeigt. Am Ende des Buches finden Sie auch die Bezugsquellen für die Zutaten.

Nortase® von Fa. Repha – Rhizolipasen aus Pilzen

Die Enzyme im Präparat *Nortase® von Fa. Repha* stammen aus Pilzen. Der Hauptwirkstoff Rizolipase wird aus Kulturen des japanischen Reispilzes *Rhizopus oryzae*, die Proteasen und Amylasen aus *Aspergillus oryzae* hergestellt. Bei einer exokrinen Pankreasinsuffizienz (EPI) sind diese Rizoenzyme zur Aufspaltung der Nahrung die einzige therapeutische Alternative zu den tierischen Enzymen aus der Bauchspeicheldrüse des Schweins. Ein besonderer Vorteil der Rizoenzyme ist ihre Säurestabilität, d. h. diese Enzyme werden auch bei niedrigen pH-Werten im Magen und Dünndarm nicht zerstört. Zudem wirken sie schnell und effektiv.

Vorteile von *Nortase® von Fa. Repha*

- Für Veganer geeignet.
- Kapsel ist gelatinefrei.
- Pilzenzyme sind so effizient, dass sie niedriger dosiert werden können als Pankreatin vom Schwein.
- Pilzenzyme benötigen keinen zusätzlichen Säureschutz. Sie wirken bereits im Magen und auch im übersäuerten Dünndarm.
- Bei *Nortase®* werden keine zusätzlichen Medikamente zur Neutralisierung gebraucht.
- Die Kapseln sind kleiner als bei Präparaten mit tierischen Enzymen.
- Es reduziert bei EPI Beschwerden wie Blähungen, Durchfälle, Übelkeit, Müdigkeit, erlaubt eine weitgehend normale Ernährung, sodass die Mahlzeiten nicht geplant werden müssen.

Nortase® kann als Langzeitanwendung erfolgen und ist auch bei Schwangeren, Stillenden und Kindern einsetzbar.

pH-Spektrum im Vergleich

Pankreaslipase	pH 5 bis 7
Rizolipase	pH 3 bis 9

Rechtsregulat® nach Dr. Niedermaier GmbH

Als Fermentationsprodukt gilt das *Rechtsregulat®* von Dr. Niedermaier GmbH. Die Firma entwickelt seit 1939 naturbasierte Produkte. Beim *Rechtsregulat®* handelt es sich um ein natürliches, mehrfach kaskadenfermentiertes Nahrungsergänzungsmittel, dessen Grundlage die ganze Frucht, ganze Nüsse oder das ganze Gemüse ist. Das *Rechtsregulat® nach Dr. Niedermaier* ist eine flüssige Komposition aus fermentierten Enzymen (Stammenzymen) mit ca. 50.000 sekundären Pflanzenstoffen sowie Bestandteilen von Fermentkulturen in einer rechtsdrehenden Milchsäurelösung.

Zutaten im Rechtsregulat® nach Dr. Niedermaier (Regulatessenz)

- Acerolakirsche
- Kokosnüsse
- Artischocken
- Curcuma
- Datteln
- Erbsen
- Feigen
- Sojabohnen
- Mungosprossen
- Safran
- Sellerieknollen
- Walnüsse
- Zitronen
- Zwiebeln
- Hirse

Einnahmeempfehlung

Je 10 ml *Rechtsregulat® Bio* (½ Messbecher) morgens und abends unverdünnt einnehmen und vor dem Schlucken eine Weile im Mund behalten. Bei Magen-/Darmempfindlichkeiten kann *Rechtsregulat® Bio* verdünnt in 1 Glas Wasser getrunken werden. Vor Gebrauch sollte man die Flasche schütteln.

Kaskadenfermentation

Die Fermentation ist eine sehr alte Form der Haltbarmachung von Lebensmitteln, die u. a. aus der Herstellung von Sauerkraut bekannt ist. Es geht darum, organische Stoffe durch Bakterien, Pilz- oder Zellkulturen umzuwandeln. Dr. Niedermaier Pharma führt Früchten, Nüssen und Gemüse natürliche Mikroorganismen wie Hefen und Bakterien zu und verschließt diesen Ansatz luftdicht. Die zugegebenen Fermentkulturen verändern die Beschaffenheit der pflanzlichen Bestandteile, sodass deren Wirkungen potenziert werden. Die Kaskadenfermentation ist der Königsweg der Fermentation. Sie führt zu einem optimalen Nahrungsaufschluss, der in mehreren Stufen stattfindet. Aufeinanderfolgende Teilfermentationen imitieren dabei die natürlichen Prozesse unseres Verdauungssystems.

Stufe 1

Die frischen, sonnengereiften und naturbelassenen Früchte, Nüsse und Gemüse werden gewaschen, zerkleinert und in einen Fermenter (Gärtank) gefüllt. Anschließend fügt man Laktobazillen (Milchsäurebakterien) hinzu, die rechtsdrehende L(+)-Milchsäure erzeugen, sodass nach ca. 2 Tagen die Fermentation beginnt.

Stufe 2

Nach etwa 2 bis 3 Wochen findet die 1. Teilfermentation statt. Das Gärgut wird unter Zugabe neuer Milchsäurebakterien wieder zur Fermentation angesetzt. Im Anschluss folgen weitere Fermentationsstufen nach demselben Prinzip, sodass die Inhaltsstoffe immer feiner aufgespalten werden.

Stufe 3

Alle bisher entstandenen Fermentationsfraktionen werden zusammengeführt und nochmals einem Gesamtgärungsprozess unterworfen. Zum Abschluss zentrifugiert man das Produkt.

Die Aufspaltung dieser Regulatessenz ist einzigartig. In dem speziellen und schonenden Verfahren kann man vollständig auf Konservierungsstoffe wie Zucker, Alkohol oder chemische Zusätze verzichten – so bleibt es ein Naturprodukt. Durch die Kaskadenfermentation lösen sich wertvolle sekundäre Pflanzenstoffe nachhaltig aus der Pflanzenmatrix heraus und konzentrieren sich in der Regulatessenz. Dabei werden die großen Enzymmoleküle in ihre kleineren Bausteine aufgeschlossen. Sie liegen dann im fertigen Produkt als Stammenzyme vor. Dabei erfolgt auch eine Umwandlung der allergieauslösenden Proteine in nicht-allergene Oligopeptide und Aminosäuren.

Weitere Präparate

Rechtsregulat® Bio
Das ist das Originalprodukt aus fermentierten Stammenzymen.

Regulatpro® Metabolic
Dieses Produkt enthält die konzentrierte Kraft der Regulatessenz und dazu Orangensaftkonzentrat, Magnesium, Zink, Mangan, Chrom, Vitamin D sowie die Vitamine B_1, B_2, B_3, B_5, B_6 und B_{12}.

Regulatpro® Arthro
Regulatpro® Arthro enthält 50 % Regulatessenz, Vitamin C und D, Kupfer, Selen und Zink sowie speziell ausgewählte Vitalstoffe wie MSM (Dimethysulfon), Glucosamin, Gluconolacton, Hyaluronsäure und Kollagen zur Unterstützung der Gelenke.

Regulatpro® Glucoaktiv
Regulatpro® Glucoaktiv ist ein flüssiges Nahrungsergänzungsmittel mit Vitaminen, Mineralstoffen und Pflanzenextrakten zur Unterstützung eines gesunden Blutzuckerspiegels. Es enthält 85 % Regulatessenz, Mineralstoffe Magnesium, Zink, Mangan, Selen und Chrom, Vitamine D, B_1, B_2, B_3, B_5, B_6 und B_{12} sowie Extrakte aus Bittermelone, Zimt und Hintonia.

Die Auswahl der Komponenten

Die Firma Dr. Niedermaier GmbH wählt sehr ganzheitlich wirkende Ausgangsstoffe für die Kaskadenfermentation.

Datteln
Mit den Datteln bekommt das Rechtsregulat® nach Dr. Niedermaier Vitamin B5 zur Mitochondrienstärkung sowie für die Vitalität und mentalen Konzentration, Kalzium für die Knochen, Eisen für die roten Blutkörperchen, Kupfer für eine gesunde Blutbildung und blutdrucksenkendes Kalium. Außerdem Tryptophan, das sich in der Zirbeldrüse zu Melatonin umwandelt und den Schlaf fördert.

Feigen
Die Feige ist eines der ältesten Heilmittel gegen Entzündungen. Sie fördert zudem die Wundheilung und die Verdauung. Weitere Eigenschaften sind die Verbesserung der seelischen Stimmung und der geistigen Konzentration.

Walnüsse

Sie sind das Lebensmittel mit dem höchsten Gehalt an Alpha-Linolensäure. Durch ihre hohe Menge an Vitamin E eignen sie sich perfekt für die Pflege des Herz-Kreislaufsystems. Walnüsse sind zudem Nervennahrung.

Kokosnüsse

Sie liefern knochenaufbauendes Kalzium und weitere Vitalstoffe, die den Knochenstoffwechsel, die Muskelbildung und die Sehkraft und fördern.

Zitronen

Ihr Vitamin C sorgt für eine gesunde Säurebildung in der Magenschleimhaut und fördert die Bildung des Enzyms Pepsin, welches die Verwertung von Eiweiß, Kalzium und Eisen verbessert. Zitronen verhindern Zahnfleischbluten, fördern das Zellwachstum und wirken zudem verjüngend.

Sojabohnen

Sojabohnen spenden wertvolles Eiweiß und bauen damit neues Bindegewebe. Außerdem haben sie einen verjüngenden Effekt. Phosphatidylcholin und Inositol steigern die geistige Konzentration und wirken nervenberuhigend.

Zwiebeln

Dieses Gemüse hat sehr vielfältige Heilwirkungen. Die Zwiebel bildet Allicin, Zink, Folsäure, ätherische Öle und Flavonoide zur Entzündungshemmung, Blutdrucksenkung, Blasen- und Schleimhautstärkung.

Sellerie

Die Sellerieterpene haben eine antibakterielle und antimykotische Wirkung in Mund, Rachen, Magen, Darm sowie in Blase und Niere. Sellerie ist bei Blasenentzündungen und Durchfall angezeigt. Die enthaltenen B-Vitamine kräftigen Nerven und Gehirn.

Artischocken

Der Bitterstoff Cynarin aus der Artischocke stärkt die Leber, regt den Gallefluss an und senkt Cholesterin. Weitere Vitalstoffe regulieren den Blutzuckerspiegel, entwässern und wirken antientzündlich.

Acerola

Diese Kirsche enthält sehr viel Vitamin C, das durch Provitamin A und Flavonoide in der Wirkung verstärkt wird. Nervenheilende B-Vitamine sowie Phosphor und Calcium für die Knochen runden das Wirkspektrum ab.

Hirse

Eiweiße, Kieselsäure und Lecithin verbessern das Haar- und Nagelwachstum. B-Vitamine, Eisen, Magnesium, Kupfer und Mangan steigern die Gedächtnisleistung.

Erbsen

Sie liefern Nukleinsäuren in großer Menge. Diese dienen der Speicherung der Erbinformation und werden zur Teilung, Reparatur und Regeneration der Zellen gebraucht. Erbsen wirken verjüngend, muskelaufbauend und stoffwechselaktivierend.

Safran

Safran beruhigt Schmerzen und gleicht Wechseljahresbeschwerden aus.

Curcuma

Es wirkt anregend auf die Produktion von Magen- und Gallensaft. Der gelbe Farbstoff ist krebs- und entzündungshemmend sowie antioxidativ.

Wertvolle Enzyme in Bienenprodukten

Die Mumifizierung haben die Pharaonen wahrscheinlich von den Bienen gelernt, denn mit Propolis aus dem Bienenstock kann für die „Ewigkeit" konserviert werden. Hiermit dichten die Bienen ihre Bauten, insbesondere die Brutwaben ab und schützen sie so vor Fäulnis, Bakterien, Viren und Pilzen sowie vor Feuchtigkeit und Kälte.

Propolis enthält eine große Vielfalt an Stoffen unterschiedlicher Pflanzen- und Baumarten, denn die Bienen sammeln mehrmals täglich Harze und vermischen sie mit enzymatischen Stoffen und anderen im Bienenstock eingelagerten Produkten. Durch seine antibakteriellen, antiviralen und antifungiziden Wirkungen ist Propolis als enzymatisches Nahrungsergänzungspräparat ein nahezu perfektes Heilmittel.

Propolis Inhaltsstoffe

- Vitamine, Mineralstoffe, Spurenelemente, sekundäre Pflanzenstoffe
- Enzyme, Aminosäuren
- Ätherische Öle, Wachs, Harze

Die Inhaltstoffe von Propolis schwanken stark, da sie vom jeweiligen Klima, dem Standort und dem Verhalten der Bienen abhängen. In der Regel beinhaltet es 150–300 unterschiedliche Komponenten. Wir können davon ausgehen, dass dies mit der sinkenden Artenvielfalt der Pflanzenwelt abnehmen wird.

Wirkungen von Propolis

- Entzündungshemmend
- Immunregulierend
- Antikarzinogen
- Wundheilend

In meiner Praxis habe ich die meisten Erfahrungen mit Propolis durch Behandlungen der Nasennebenhöhlen, der Stirnhöhlen und bei Heuschnupfen sammeln können. Einige gute Ergebnisse gab es auch bei Herpes simplex. Zudem haben sich Propolis-Mundspülungen in Fällen von Entzündungen im Mund- und Rachenbereich bewährt.

Enzymtherapie (HET) der Fa. Horvi EnzyMed B.V.

Die Horvi-Enzym-Therapie ist eine Erfahrungsmedizin, die bereits vor über 70 Jahren von Dr. Waldemar Diesing entwickelt wurde. Diesing studierte u. a. bei den Nobelpreisträgern Warburg und Wieland und teilte seine Erfahrungen später mit Ärzten und Heilpraktikern. Inzwischen wird die HET sowohl in der Human- als auch Veterinärmedizin erfolgreich angewendet. Diesing war lebenslang ein begeisterter Forscher, der immer wieder geniale Ideen umsetzte.

So beschäftigte er sich mit der Abspaltung von Eiweißen aus Schlangengiften und entwickelte ein natürliches Produkt aus den Rohgiften von Schlangen, Spinnen, Skorpionen, Kröten und Salamandern, die zum großen Teil zwar Kardio- und Neurotoxine, aber auch therapeutisch anwendbare Enzyme sowie Aminosäuren enthalten. Er stellte fest, dass der Enzymwirkstoff im Tiergift etwa 15 % ausmacht, 85 % sind Eiweiß. In der Regel lassen sich im ungiftigen Teil nach der Enteiweißung des Schlangengiftes 35–50 Enzymarten nachweisen.

Das Besondere an den Horvi-Enzymen ist ihre pharmazeutische Aufbereitung, damit sie ihre Toxizität verlieren und als Heilsubstanzen eingesetzt werden können. Da die in den Ursubstanzen enthaltenen Eiweiße starke allergische Reaktionen auslösten, entfernte Diesing durch fermentativen Abbau die natürlichen Eiweißbrücken, welche die Giftsequenzen zusammenhielten. Eine vollständige Enteiweißung führt allerdings zur Zerstörung der Enzymstruktur. Deshalb ließ er eine restliche Eiweißmenge übrig. Aufgrund der Brückenerhaltung verändert sich der enzymatische Wirkkomplex nicht, sodass sämtliche Enzymfunktionen zur Verfügung stehen. Durch die anschließende Verdünnung (1:1 Million) sind die toxischen Wirkungen dann vollkommen ausgeschaltet, die Informationen des Gesamtkomplexes bleiben so erhalten und bewirken eine regulierende, gesundheitsfördernde Wirkung. Unabhängig davon, ob Enzyme zur Reparatur oder Regulation eingesetzt werden – sie wirken nur in kranken Zellen. Gesunde Zellen werden nicht beeinflusst.

Wie in der Einleitung beschrieben, liefern Enzyme die entscheidenden Wirkungen im Stoffwechsel lebender Organismen, da sie an allen biochemischen Vorgängen beteiligt sind. So regulieren sie z. B. die Folgen der Schädigungen durch Krankheitserreger oder entzündliche Prozesse. Der Begriff Regulation ist in diesem Zusammenhang von zentraler Bedeutung, denn durch den gezielten Einsatz von Enzympräparaten lässt sich beispielsweise ein geschwächtes Immunsystem stärken und ein übersteuertes normalisieren. Dies kann in Form von Enzymsubstitutionen mittels pharmazeutischer Präparate geschehen oder durch eine entsprechende enzymhaltige Ernährung. Voraussetzung dafür ist ein ausgeglichenes pH-Milieu im Körper. Die Horvi-Enzym-Therapie lässt sich den einzelnen Krankheitsbildern sehr genau zuordnen. Wie bei allen Enzymtherapien unterstützen aber zusätzliche Gaben von Coenzymen, Vitaminen und organischen Mikroorganismen die Wirkung.

Enzyme zweier Wirkungsgruppen

Man unterscheidet die toxische und die fermentative Gruppe. Die einzelnen Gifte haben verschiedene „Angriffsflächen" im Organismus.

Toxische Gruppe	
Neurotoxine	Borrelien-Toxin, u. a.
Koaguline	bluteindickende Toxine
Hämolysine	Streptolysin (Lysin vom Streptococcus). Zellschädigung durch Porenbildung in der Membran
Hämorrhagine	verstärkte Blutung und Einblutung
Kardiotoxine	Beeinträchtigung der glatten Herzmuskulatur
Leukozidine	beeinflussen die Bewegungen von Leukozyten u. a.
Fermentative Gruppe	
Proteasen	spalten Proteine
Peptidasen	Protein- und Peptidspaltung
Phospholipase	A-Fettsäurenspaltung
Cofermente	Coenzym macht die Reaktion möglich

Die Enzyme von Horvi EnzyMed B.V. werden sowohl zur Behandlung als auch präventiv eingesetzt. Insbesondere ältere Menschen profitieren bei einer rechtzeitigen Gabe von der kräftigenden und immunstimulierenden Wirkung auf Körper und Geist. Sehr gut können die Enzyme von Horvi EnzyMed B.V. auch zur therapeutischen Unterstützung bei Präcancerosen eingesetzt werden.

Präparate der Horvi-Enzymtherapie

Anwendung der Monopräparate von Horvi EnzyMed. B.V.

Ammodytes mite/forte (Sandviper)
Neuralgie, rheumatischer Formenkreis, Osteoarthropathie, Arthrose/Arthritis, Ostitis, Osteomyelitis, Osteoporose

Bitis mite/forte (Puffotter)
Chorea, Neurasthenie, Hysterie, Mb. Parkinson, Multiple Sklerose, Lähmungserscheinungen, Spastiken, Thrombose, variköser Symptomenkomplex (pathologische Strömungsverhältnisse innerhalb der Venen des betroffenen Bezirks)

Bufomarin mite/forte (Riesenkröte)
Kreislaufschwäche, Hypotonie, Herzinsuffizienz, Angina pectoris, Endo-, Myo-, Perikarditis, Diabetes mellitus. Gute Wirkung bei Prädiabetes und bei der Regeneration des Herzmuskels

Buthus (Skorpion)
Parkinson, neurologische Bewegungsstörungen und -ausfälle, Tremor, hypotonisch bedingte Kreislaufschwäche, Polioenzephalitis

Crotalus mite/forte (Klapperschlange)
Kopfschmerzen, Epilepsie, Chorea, Neuralgien und Neuropathien, Erkrankungen des Respirationstraktes, Blutungen, Schilddrüsenerkrankungen, Arthrosen

Elaps mite/forte (Korallenotter)
Lungenembolie und Lungen-TBC mit Blutungen, Magen-Darm-Blutungen, Spastik des Darms, Menorrhagie, Uterusblutung, Metrorrhagie, Krampfhusten, Asthma bronchiale, Sinusitis etc. Elaps ist ein sehr gutes Schleimhautmittel

Latromactan (Schwarze Witwe)
Knie- und Hüftgelenksarthropathien, Spondylitis, Neuritiden, Angina pectoris, Arteriosklerose, Herzinsuffizienz, Asthma bronchiale, Borreliose, Gastroenteritis

Mokassin mite/forte (Mokassinotter; Vipernart)
Alle Blutungen unklarer Genese, Uterusblutungen, virale Erkrankungen wie Herpes simplex, Herpes Zoster, lymphatische maligne Erkrankungen, Psoriasis

Russelli mite/forte (Kettenviper)
Zur Stillung von Blutungen, Hämorrhagien. Thrombozytopenie, Werlhof-Krankheit, Hämoglobinurie, Nasenbluten

Naja mite/forte (Kobra)
Herzkrankheiten, Angina pectoris, Koronarinsuffizienz, Herzneurosen, Hypertonie, Asthma bronchiale, Dyspnoe, Retinitis, Optikusneuropathie, Glaukom, Katarakt. Wirkt regulierend auf die Augen. Analgetikum

Triturus (Molch/Salamander)
Epilepsie, Störungen des Gemütszustandes, Sexualstörungen, nervöse Störungen, Hyperergie, Hypertonie

Anwendung der Liquida

AB 3 Liquida (AB = Asthma bronchiale)
Asthma bronchiale, Emphysembronchitis, Stauungsbronchitis bei Linksherzinsuffizienz, Heuschnupfen mit Bronchialbeteiligung

AP 7 Liquida (AP = Angina pectoris)
Angina pectoris, Myokardinfarkt, Herzinsuffizienz, Apoplex-Nachbehandlung

C 33 Liquida und Ampullen (C = Zellgewebserkrankungen)
Benigne und maligne Tumore, Dysbiosen. Magen-, Leber-, Gallen-, Bauchspeicheldrüsen- und Darmerkrankungen

C 300 Liquida und Ampullen
Zellgewebserkrankungen wie bei C 33 beschrieben. Aphasie nach Apoplex, Netzhauteinblutungen, Erblindung, Nekrosen und Lymphknotenschwellungen

Cardox® Liquida (Card = cardiovakulär)
Herzerkrankungen wie Koronarsklerose und Angina pectoris, Zyanose

Chiroprac® Salbe
Blutergüsse, Prellungen, Stauchungen, Schnappgelenk, Neuralgien, bei chiropraktischen Behandlungen

EP 11 Liquida und Ampullen (EP = Epilepsie)
Epilepsie, psychomotorische Erregungszustände und Trigeminusneuralgien

Horvicard® Liquida
Herzmuskelentzündungen, Altersherz, vasomotorische Regulationsstörungen

Horvityl® Liquida
Nervenschwäche, Stimmungsschwankungen, Prüfungsangst, Schlafstörungen, Wechseljahresbeschwerden

Horvizym® Salbe
Leberflecken, Basaliom, Melanom, Warzen, Schuppenflechte, Neurodermitis, allgemeine Kreislaufschwäche und verschiedene Herzbeschwerden

MS 9 Liquida und Ampullen (MS = Multiple Sklerose)
Multiple Sklerose, alle entzündlichen Erkrankungen des ZNS
Nicht während MTX- und anderen Immunsuppressivatherapien einsetzen!

PAT 9 Liquida (PAT = Polyarthritis)
Unterstützungstherapie bei Polyarthritis, Arthritis, Spondylarthritis und Bandscheibendegeneration.

PKS 6 Liquida (PKS = Parkinson)
Mb. Parkinson, Hemiparkinsonismus, Tremor und Restless-Legs-Syndrom

PSY 4 Liquida (PSY = Psychische Erkrankungen)
Psychische Verkrampfungen, Mb. Parkinson, Angioneurosen, Raynaud-Syndrom, Muskelrelaxans

Nukleozym® Liquida
Alle Arten von Tumorerkrankungen, chronische Gastritiden, alle Leber- und Gallenerkrankungen

Serpalgin® Liquida, Ampullen und Salbe
Alle Arten von Schmerzen, Karzinomschmerzen, rheumatische Beschwerden, allergische Erkrankungen wie Heuschnupfen und Augenreizungen, besonders am Sehnerv

X 44 Liquida
Alle Karzinome, Lipome, Leukämie, maligne Erkrankungen im Lymphsystem, Fibrome, Adenome, Plattenepithelkarzinome

Die Nukleozyme

Die Nukleozyme und Composita sind Mischungen verschiedener Schlangenenzyme und Mikronährstoffe, die sich in ihrer Zusammensetzung sehr bewährt haben und einfach in der Verabreichung sind. In jedem dieser Präparate ist Desoxyribonuklease enthalten. Das sind Enzyme, die lange Molekülketten in kürzere Abschnitte zerteilen.

- Nukleasen spalten z. B. RNA und DNA. Wir finden sie in der Leber, in der Bauchspeicheldrüse, in Thrombozyten, im Blutplasma, in Mikroorganismen und in Schlangengiften. Außerdem reparieren und vervielfältigen sie DNA.

- Nukleasen spielen auch bei der Apoptose eine Rolle.

Fa. Horvi EnzyMed B.V. bietet 24 Nukleozyme als Tropfen an. Die Präparate sind aufgrund ihrer unterschiedlichen Zusammensetzungen und Wirkungen durch ein Zahlensystem geordnet. Im Folgenden sind die Namen und Wirkungen der jeweiligen Nukleozyme aufgeführt. Eine aktualisierte Beschreibung der kompletten Präparatezusammensetzungen finden Sie in dem sehr ausführlichen und übersichtlichen Kompendium der Fa. Horvi EnzyMed B.V. Die Einnahme erfolgt 3-mal täglich 8 Tropfen (mindestens 1 Minute im Mund behalten).

Nukleozym®
Alle malignen Erkrankungen sowie Magen-, Galle-, Leber-, Pankreas- und Darmerkrankungen, insbesondere bei schneller Vermehrung von Krebszellen

Nukleozym® comp. 1
Lungendefekte jeder Genese. Das Mittel ist ein Spezialpräparat bei Lungenentzündung

Nukleozym® comp. 2
Kopfschmerzen jeder Genese, insbesondere Trigeminusneuralgie und Migräne

Nukleozym® comp. 3
Ischialgie, Spondylarthrose, Arthritis, Mb. Bechterew, spastische Spinalparese, Lähmung der Waden- und Fußmuskulatur

Nukleozym® comp. 4
Arthrosis deformans, Polyarthritis, Gelenkneurose, Muskelatrophie

Nukleozym® comp. 5
Rheuma, insbesondere Weichteilrheumatismus. Arteriosklerose, Fettstoffwechselstörungen

Nukleozym® comp. 6
Werlhof-Krankheit (ITP), Thrombopenie

Nukleozym® comp. 7
Hämolytische Anämie, Hämorrhoiden, Mastdarmvorfall

Nukleozym® comp. 8
Venenentzündungen, Gürtelrose, Psoriasis, Neurodermitis

Nukleozym® comp. 9
Thromboembolie, Lungenembolie, Polycythaemia rubra/vera

Nukleozym® comp. 11
Hypertonie, Tachykardie, Struma mit gleichzeitiger Herzmuskelschwäche

Nukleozym® comp. 12
Glaukom, Katarakt, Konjunktivitis, Uveitis, Iridozyklitis, Retinitis, Sehschwäche

Nukleozym® comp. 13
Leberzirrhose mit Pfortaderstauung, Lebertumor, Leberhämangiom, andere Leberleiden, Pankreatitis, Nasenbluten durch Überdruck bei Pfortaderstauung, pfortaderstauungsbedingte Kopfschmerzen

Nukleozym® comp. 14
Lungen-Ca., Morbus-Hodgkin, Non-Hodgkin-Lymphome

Nukleozym® comp. 15
Melanome, Basaliome

Nukleozym® comp. 16
Beckentumor mit Blutungen, Gehirntumor

Nukleozym® comp. 17
Prostatakarzinom, Prostatahyperplasie, Prostatitis

Nukleozym® comp. 18
Amyotrophe Lateralsklerose, Demenz (insbesondere Mb. Alzheimer)

Nukleozym® comp. 19
Sklerodermie, CREST-Syndrom

Nukleozym® comp. 20
Apoplexie, Ischämiesyndrom, Embolie, arterielle Durchblutungsstörungen

Nukleozym® comp. 21
Periphere Durchblutungsstörungen, Raynaud-Syndrom

Nukleozym® comp. 25
Lungen-TBC, Arthritis tuberculosa

Nukleozym® comp. 26
Darmträgheit, Obstipation, Megacolon, Verwachsungen und Verklebungen nach Operationen im Darmbereich

Kombinations- und Depottherapie

Kombinationstherapie

Die Erfahrungen über 70 Jahre zeigen, dass sich Enzyme ohne Neben- oder Spätwirkungen erfolgreich einsetzen lassen, selbst bei Langzeittherapie. In der Regel werden mehrere Horvi-Präparate kombiniert, die sich je nach Indikation therapeutisch ergänzen. Es gibt Trinkampullen, Liquida und Salben.

Depottherapie

Unerlässlich ist die Depottherapie bei schweren Leiden wie Krebs, autoimmunen und rheumatischen Erkrankungen. Um einen Enzymdefekt zu beheben, muss die Behandlung kontinuierlich ausgeführt werden. Hierzu eignet sich besonders gut die Bildung eines Depots durch Trinkampullen im Köhler®-Applikator, die wir durch eine zeitversetzte Einnahme mit den Liquida unterstützen. Die Enzyme werden so langsam an den Körper abgegeben.

Von den Liquida geben wir 3-mal täglich 8 Tropfen, die 1 Minute lang vor dem Schlucken im Mund gehalten werden. Alternativ kann man die Tropfen in einen Zerstäuber füllen und 3-mal 3 Stöße in den Mund sprühen. Durch das Aerosol steigert sich die Aufnahme der Wirkstoffe über die Mundschleimhaut.

Die Schlangenenzyme von Horvi-EnzyMed B.V. sind natürliche Enzymkomplexe, die durch Abspaltung der Eiweiße entstanden sind. Sie wirken in ihrer Gesamtheit vollkommen nebenwirkungsfrei im Körper. Eine Überdosierung ist nicht möglich, da es sich um sehr starke Verdünnungen (1:1 Million) handelt.

Anwendungsgebiete und Verabreichung

Anwendungsgebiete der Produkte von Horvi-EnzyMed B.V.

- Tumorerkrankungen unterschiedlicher Art
- Autoimmunerkrankungen
- Erkrankungen des rheumatischen Formenkreises
- Gelenkerkrankungen
- Migräne, Kopfschmerzen
- Entzündungen (viral, bakteriell, mykotisch und parasitär)
- Allergien
- Lungen- und Bronchialerkrankungen
- Hauterkrankungen
- Angst und Depression
- Wechseljahresbeschwerden
- Augenerkrankungen

Verabreichungsarten der Produkte von Horvi-EnzyMed B.V.

Ampullen als Spray

Die Trinkampullen werden peroral als „sprühende Ampulle“ verabreicht. Dazu dient der Köhler®-Applikator. Man schraubt einen Sprühkopf auf die Ampulle und benetzt die Schleimhäute unter der Zunge sowie im Wangenbereich. Dies bewirkt eine sehr intensive Aufnahme des Medikamentes.

Salben

Salben sind niemals kontraindiziert. Man darf sie unbedenklich mischen und verwenden, aber nicht auf offene Wunden auftragen. Sie müssen so lange eingerieben werden, bis sie eingezogen sind.

Tropfen

Die verschiedenen Liquida dürfen hingegen niemals untereinander und auch nicht mit homöopathischen Tropfen gemischt werden, denn durch die Vermengung der Liquida verändert sich deren Wirkungsweise. Bei Einnahme verschiedener Tropfenpräparate erfolgt die Einnahme zeitversetzt mit einem Mindestabstand von 5-10 Minuten. Die Tropfen wirken über die orale Schleimhaut und sollten deshalb mindestens 1 Minute im Mund behalten werden. Durch die Applikation mittels eines Pumpzerstäubers lässt sich die Resorption erheblich steigern.

Kontraindikationen

Enzyme von Horvi-EnzyMed B.V. dürfen nicht angewendet werden bei Ca-Patienten, die unter einer monoklonalen Antikörpertherapie stehen. Man nimmt an, dass die Antikörper durch die Enzyme nicht mehr wirken. Zudem kann es zum allergischen Schock kommen. Da diese Enzyme bei Krebspatienten aber gut wirken, wird empfohlen, sie in den Behandlungspausen der Chemotherapie einzusetzen. Zu den Enzymen sollte man Coenzyme, Eisen, Zink, Magnesium, Selen, Vitamin C und B-Vitamine verabreichen.

Die Firma Horvi-EnzyMed B.V bietet Beratungsmöglichkeiten an, über die die Therapie gut abgestimmt werden kann.

Bioresonanz nach Paul Schmidt

Hintergründe und Funktionsweise

Bioresonanz bedeutet, dass die Schwingungen in einem lebenden Organismus (Bio) gemessen werden. Die Geräte der Fa. Rayonex Biomedical GmbH erzeugen Schwingungen, die im Gesamtsystem des Menschen zu einem harmonischen Ausgleich führen. Die Behandlung heißt deshalb Harmonisierung. Paul Schmidt verglich das Prinzip mit einem Orchester, in dem ein Musiker schräg spielt und dann in Harmonie gebracht wird. Umgangssprachlich benutzen wir häufig auch Redewendungen wie *„Nicht auf einer Wellenlänge sein"* oder *„Mit etwas in Resonanz gehen"*.

Besitzt man zwei Stimmgabeln eines gleichen Tons und bringt eine davon in Schwingung, dann schwingt die andere Stimmgabel mit. Bei ungleichen Stimmgabeln passiert das nicht. D.h. eine Resonanz entsteht nur zwischen Objekten gleicher Frequenz. Ein Beispiel für ein Bioresonanzgeschehen ist, wenn Sonnenlicht auf unsere Haut trifft. Die Haut wird dann braun. Der Grund dafür ist der ultraviolette Anteil des Sonnenlichtes mit einer Frequenz von 1.500–750 THz. In unserer Haut befindet sich ein Regulationssystem, das genau bei dieser Frequenz die Haut pigmentiert, sodass sie dunkler wird. Dieser Prozess regt auch die Vitamin-D-Produktion an.

Manchmal entsteht nicht nur eine gesunde Hautbräune, sondern ein Sonnenbrand. Es muss also Regulationskriterien geben, damit der Körper keinen Schaden nimmt. Beim Sonnenlicht kennen wir diese Kriterien. Zu beachten sind Zeit und Intensität. Je geringer die Intensität der Sonnenstrahlung ist, desto länger können wir uns in der Sonne aufhalten.

Zudem ist die Frequenz entscheidend. Wird die Frequenz des ultravioletten Lichtes herausgefiltert, entsteht keine oder nur eine geringere Bräunung der Haut. Ein weiteres Kriterium ist die Form der applizierten Schwingung. So gibt es harmonische Schwingungen (monochromatisches Licht), Rechteckschwingungen (Computertechnik) oder Dreiecksschwingungen (Reiztherapie). Das letzte Kriterium ist die Rotationseigenschaft der Schwingung.

Mit der Bioresonanz nach Paul Schmidt haben wir ein sanftes Verfahren, d.h. es werden sinusförmige, harmonische Schwingungen verwendet. Hierbei kann im schlimmsten Fall keine Regulierung eintreten, eine Schädigung ist hingegen ausgeschlossen. Paul Schmidt begann 1976 mit einem Frequenzgenerator Patienten zu untersuchen. Er fand dabei heraus, dass schulmedizinisch diagnostizierbare Krankheiten mit Frequenzen unter 100 KHz beschrieben wurden, und begann mit Frequenzen unter 100 KHz den Organismus zu harmonisieren. Allerdings stellte er nach der Behandlung eine zehnfach höhere Frequenz fest. Dieses Muster setzte sich fort. So nahm er an, dass Krankheiten auf Schwingungsebene einen fest programmierten Weg durchlaufen, bis sie körperlich auffällig werden. Es ist der Weg vom Grob- zum Feinstofflichen, vergleichbar mit der homöopathischen Potenzierung. Mit der Bioresonanz nach Paul Schmidt wird die Krankheit von der körperlichen Ebene in Zehnerpotenzen bis in den feinstofflichen Bereich (Ursprung) automatisch verfolgt, sodass der Patient mit der jeweiligen Potenzierung in Resonanz geht, die er gerade braucht. Es zeigte sich, dass eine Frequenz umso länger behandelt werden musste, je tiefer sie war. Hingegen sind sehr hohe Frequenzen manchmal spontan harmonisierbar. Heute sagen wir, dass die Spur der Krankheit bei der Harmonisierung bis in den feinstofflichen Bereich verfolgt wird, um ganz auszuheilen. Die Harmonisierung nach Paul Schmidt stellt durch die sanfte Regulation auf Schwingungsebene eine natürliche Ordnung in der Zelle her. Diese Behandlungen sind angenehm entspannend und schmerzfrei, sodass sie auch gut bei Kindern angewendet werden können.

Für die Enzymbehandlung wird zunächst auf Nährstoffe (Vitamine, Mineralstoffe, Spurenelemente) getestet, die als Coenzyme fungieren. Dann geht es weiter mit dem Test ursächlicher, äußerer Beeinflussungen (z. B. Elektrosmog). Einen Einfluss auf das Enzymgeschehen haben auch Schadstoffe wie Schwermetalle, Pestizide und Umweltgifte sowie der Säure-Basen-Haushalt. Um die Zusammenhänge, die mit dem Testergebnis einhergehen, zu finden, kann man noch verschiedene Programme aus dem Bereich der Organsysteme dazunehmen und schließlich die beim Testen in Resonanz gegangenen Enzymprogramme. Da sich diese Therapie mit beliebig vielen anderen Heilverfahren verbinden lässt, kann ein ganzheitlicher Behandlungsplan erstellt werden.

Mein Weg zur Bioresonanz nach Paul Schmidt

Vor über 30 Jahren hatten wir einen Krankheitsfall in der Familie, bei dem es um sehr starke Reaktionen auf bestimmte Nahrungsmittel und Wohngifte ging. Es war die Zeit, in der man sich Teppichböden in die Wohnungen legte und Möbel anschaffte, die viel Pressspan sowie Kleber enthielten und in der neue Autos schon mit Duftstoffen versehen waren. Diese Unverträglichkeiten hatte man damals noch nicht gut erforscht, sodass es kaum möglich war, dafür eine Behandlung zu finden. In einer naturheilkundlichen Zeitschrift las ich von erfolgreichen Allergiebehandlungen mit dem kleinen Bioresonanzgerät nach Paul Schmidt. Es war der *Rayometer PS10*. Jede Frequenz im Bereich 0–100 KHz wurde zum Testen einzeln eingestellt. Anschließend schrieb man ein Programm als Steuerplan daraus. Das war eine bestimmte Reihenfolge der Frequenzanordnungen, die zur Behandlung vorgegeben wurden. Insgesamt eine zeitaufwendige Aktion, aber die Wirkung war genial. Es trat schnell eine Besserung ein und nach einiger Zeit verschwanden die Unverträglichkeiten. Nach diesem Erlebnis benutzte ich das Gerät viele Jahre für meine Familienmitglieder, Haustiere und tatsächlich auch ausgiebig für die Behandlung von Pflanzen.

Viele Jahre später, nach meiner Heilpraktikerprüfung, schaute ich, wie die Entwicklung bei Fa. Rayonex Biomedical GmbH weitergegangen war. Es gab inzwischen ein Hightechgerät mit dem Namen *Rayocomp 1000 polar,* welches leihweise getestet werden durfte und dem ein sehr gut geschriebenes Lehrbuch beigefügt war. Außerdem bot die Firma regelmäßig Schulungen an. Der Erfolg mit der Bioresonanz nach Paul Schmidt wiederholte sich in der Praxis sofort. Die zum Gerätetest eingeladenen Patientinnen und Patienten erzählten das schnell weiter, sodass die Behandlung damit in meiner Praxis bis heute ein Hauptthema meines therapeutischen Spektrums ist.

Enzyme in der Bioresonanz nach Paul Schmidt

Trotz der vielfältigen Möglichkeiten, die durch die neue Technik des *Rayocomp 1000 polar* sehr strukturiert aufgebaut sind, vermisste ich die Option, Enzyme zu testen. Deshalb fing ich erst einmal für mich an, Frequenzkompositionen verschiedener Enzyme aus Einzelfrequenzen zu erstellen. Bei der nächsten Schulung, die ich für mein Gerät erhielt, erzählte ich von meinen Versuchen, Enzymprogramme zu erstellen und wurde zur Vorstellung dieser Entwicklung in die Fa. Rayonex Biomedical GmbH eingeladen. So entstanden in gemeinsamer Arbeit mit der Firma 92 Test- und Behandlungsprogramme für die Enzymtherapie auf Schwingungsebene und anschließend 23 Programme zum Testen von Aminosäuren, den Bausteinen der Enzyme. Im Zuge dieser Arbeit entwickelte sich ein reger kollegialer Austausch zu den Erfahrungen mit den Programmen.

Ein Vortrag auf dem Kongress der Vereinigung zur Förderung der Schwingungsmedizin im März 2013 und weitere Vorträge im Schulungszentrum von Fa. Rayonex Biomedical GmbH erweiterten den Erfahrungsaustausch mit Behandelnden verschiedener Länder.

Als im Mai 2015 eine Delegation japanischer Ärzte zu Gast bei Fa. Rayonex Biomedical GmbH war, besuchte die Gruppe verschiedene Praxen in Deutschland und kam auch zu mir. Da erfuhr ich, dass die asiatischen Therapeuten mit den Enzymprogrammen der Bioresonanz nach Paul Schmidt sehr intensiv und erfolgreich behandelten. Die Übertragung der enzymatischen Schwingungen ist eine Möglichkeit, die Programme zu nutzen. Eine weitere Option besteht darin, die Enzyme mit der Bioresonanz auszutesten und anschließend, soweit entsprechende Präparate erhältlich sind, in stofflicher Form als Medikation zu verabreichen. Sinnvoll ist es, diese beiden Behandlungsoptionen gemeinsam anzuwenden.

In Japan ist die Enzymtherapie sehr populär. Sojaprodukte werden dort fast ausschließlich fermentiert verzehrt und es gibt Ansätze von Fermentationssäften, die bis zu 70 Jahre lang reifen, um eine besonders intensive Wirkung zu erzielen.

Beispiel: Bioresonanzbehandlung bei Schleimbeutelentzündung im Kniegelenk

Die Patientin ist 59 Jahre alt, leicht übergewichtig und hat nach stundenlanger Gartenarbeit und einer Radtour am Abend starke Schmerzen im li. Knie. Das Knie ist etwas geschwollen, wärmer als das andere Knie und zeigt eine mit Gelenkflüssigkeit gefüllte Ausstülpung in der Kniekehle (Bakerzyste). Nach dem Anamnesegespräch führe ich eine entsprechende Bioresonanztestung durch, die folgende Programme aufzeigt:

- Analysenvorbereitung
- Akupunkturmeridiane
- ATP Knochen und Muskeln
- Schmerzrezeptoren
- Schmerzlinderung
- Schleimbeutelentzündung, Knie
- Gelenkentzündung
- Muskulaturprogramme
- Hyaluronsäuredefizit
- Akute lokale Entzündung
- Enzym Bromelain
- Enzym Papain
- Enzyme Cytochrome
- Enzym Peptidyl-Arginin-Deiminase
- Enzym Hyaluronidase
- Entgiftung: Grundprogramm
- Vitalisierung

Zu der Behandlung mit diesen Bioresonanzprogrammen erhält sie als Coenzyme täglich einen Esslöffel *Rocky-Mountain-Ur-Mineralien* zu einer Mahlzeit und ein systemisches Enzympräparat wie *BIOGENA DoloZym® forte Gold*. Die Einnahme von 3 Kapseln *BIOGENA DoloZym® forte Gold* erfolgt 1 x täglich entweder 1 Stunde vor oder 2 Stunden nach der Mahlzeit. Dazu gebe ich die Empfehlung basischer Kost mit einem hohen Rohkostanteil am Vormittag.

Alternative Enzymsubstitutionen könnten hier sein:

- Die Schlangenenzyme der Horvi EnzyMed. B.V. In diesem Fall wird das betroffene Kniegelenk 1–2 x täglich mit den Salben *Enzym Chiroprac®-Salbe* und *Enzym-Crotalus®-Salbe* als *Mischung* lokal behandelt.

Oder

- das Fermentationsgetränk, das von Dr. John Switzer empfohlen wird.

Die Patientin zeigte sehr schnell eine deutliche Besserung und konnte nach drei Behandlungen im Abstand von jeweils vier Tagen wieder schmerzfrei laufen.

Indikationsgebiete

Hier folgen verschiedene Krankheitsbilder, die zunächst in einer Kurzbeschreibung dargestellt werden. Darunter finden Sie die jeweilig passenden Indikationen der Enzym Therapie. Damit jeder Patient entsprechend seines individuellen Befindens behandelt werden kann, habe ich immer mehrere Möglichkeiten zur Therapie aufgeführt. Steht zwischen den aufgeführten Vorschlägen das Wort "alternativ", dann entscheiden Sie sich bitte für eine der Therapien.

Dazu gibt es noch Therapie-Beschreibungen, die für sich stehen können, aber auch mit den vorher genannten kombiniert werden können. Es handelt sich dabei um die Ernährungsempfehlungen und die Bioresonanz nach Paul Schmidt. Diese erkennen Sie an der grün gedruckten Überschrift.

Die Rocky Mountain Mineralien harmonisieren mit allen Therapie Vorschlägen.

Allergie der oberen Atemwege (Pollinosis)

Beim Heuschnupfen handelt es sich um eine Überempfindlichkeitsreaktion auf Proteinbestandteile in pflanzlichen Pollen. Die Folge sind allergischer Schnupfen, Niesattacken, große Mengen wässriger Sekretionen, geschwollener/entzündeter Augenbereich. In etwa 30 % der Fälle entsteht ein allergisches Asthma bronchiale.

Antihistaminikum

Quercetin von Fa. INUS Natures'owN® GmbH
1 x 1 Kapsel täglich. Bei sehr heftigem Verlauf 2-mal im Abstand von 15 Minuten jeweils eine Kapsel einnehmen.

Enzympräparate

BIOGENA BromeZym® Zink 10
Zur akuten Entzündungshemmung 3 x 1 Kapsel über den Tag verteilt einnehmen und 2 x 1 Kapsel drei Monate lang zur langfristigen Immunstabilisierung. Die *Rocky-Mountain-Ur-Mikromineralien* sind hier sehr zu empfehlen. 1- bis 2-mal täglich 2 Esslöffel einnehmen.

Alternativ:

Rechtsregulat® Bio nach Dr. Niedermaier
10 ml am Morgen und 10 ml am Abend unverdünnt einnehmen und vor dem Schlucken eine Weile im Mund behalten. Dazu eine längere Kur (3–6 Monate) mit *Okoubaka D4* durchführen. Akut bei Heuschnupfen: *Rechtsregulat® Bio* kann mit 4 Teilen destilliertem Wasser verdünnt direkt als Nasenspray verwendet werden. Bei tränenden Augen kann man ein Wattepad mit dieser Lösung auf die geschlossenen Augenlider legen.

Alternativ:

Schlangenenzyme von Horvi-EnzyMed B.V
Zum direkten Einsatz eignen sich die Schlangenenzyme wie in der Horvi-Tabelle zum Thema Pollinosis aufgeführt.

Orale Medikation
Hier empfehle ich den Einsatz von Ampullen mit dem Applikator Köhler® *„Sprühende Ampulle"*. Zur Verwendung von Liquida schraubt man einen Sprühkopf auf die Flasche und benetzt die Schleimhäute unter der Zunge sowie im Wangenbereich.

Enzym-Horvitrigon® forte und Enzym-Serpalgin®
3 Sprühstöße peroral im Abstand von 5 bis 10 Min. eine Weile nach dem Essen anwenden.

Lokale Anwendung
Enzym-Serpalgin®-Salbe
Es wird 2- bis 3-mal täglich etwas Salbe in jede Nasenöffnung gegeben und hochmassiert oder -geschnaubt.

Dr. Switzers Wildkräuter-Vitalkost-Therapie

Der Fermentationssaft mit seiner aufbauenden Wirkung auf die Darmflora kann zu einer wohltuenden Erleichterung der Symptome führen, er kann aber auch das Histamin erhöhen (sauer Vergorenes). Es kommt hier auf die Zutaten an. Gemüse, das histaminreich ist, sollte nicht für den Fermentationssaft verwendet werden. Optimal ist ein Fermentationssaft aus Braunhirsesprossen und Pastinaken, denn er enthält noch das darmflorapflegende Inulin. Empfehlenswert ist auf jeden Fall eine leichte basische Kost die zusätzlich eingehalten wird.

Bioresonanz nach Paul Schmidt

Meiner Erfahrungen mit der Bioresonanzbehandlung nach Paul Schmidt sind zum Thema Allergien besonders gut. Mit dem Verfahren ist auch vor der Behandlung ein gezieltes Testen auf allergieauslösende Substanzen möglich, deren Schwingungen zu dem folgenden Programm ergänzt werden.

70.49 Allergie, obere Atemwege (Kompaktprogramm)
09.15 Enzyme, Cytochrome (zur Verstoffwechslung fremder Substanzen)
09.25 Enzym, Neprilysin 1 (Abbau von unlöslichem Eiweiß)
09.26 Enzym, Neprilysin 2
09.24 Enzym, Phosphodiesterase
30.91 Schleimhäute, Kopf
31.89 Akute lokale Entzündung
31.50 Entgiftung Grundprogramm
01.00 Vitalisierung

Die Behandlung der Pollenallergie erfolgt vorzugsweise in der pollenfreien Zeit, von Oktober bis Dezember. Während der Pollenflugzeit ist meistens eine Linderung zu erreichen.

Leider werden in der Nahrungsmittelindustrie auch genveränderte Enzyme eingesetzt, die Allergien und Unverträglichkeiten begünstigen. Insbesondere Allergiker sollten darauf achten, dass die zugeführten Nahrungsmittel wenig verarbeitet und unverändert sind. Mit einer naturbelassenen, biologischen Kost sowie einem Verzicht auf Milchprodukte und Gluten vermindert sich bei vielen Patienten die Heuschnupfensymptomatik.

Arteriosklerose – Therapie mit Vitalkost

Arteriosklerose ist eine Verkalkung der Arterien, die die notwendige Endothelelastizität durch Ablagerungen vermindert. Dadurch können z. B. Myokardinfarkte, Thrombosen oder Apoplexien entstehen. Ursachen sind Hypertonie, Fettstoffwechselstörung wie Diabetes mellitus, Toxine, Nikotin, Stress und mangelnde Bewegung.

An den Ursachen ist schon zu erkennen, dass für eine Genesung eine Veränderung der Lebensgewohnheiten erforderlich ist. Nach einer gründlichen kardiologischen Untersuchung kann eine begleitende naturheilkundliche Therapie mit Enzymen begonnen werden. Enzympräparate, die tierische Moleküle wie Trypsin und Chymotrypsin enthalten, wirken stärker fibrinolytisch. So sollten Patienten, die Blutverdünner wie Marcumar einnehmen, die Dosis dieser Enzyme sehr niedrig halten. Die Fa. Innova Vital GmbH hat aus diesem Grund statt Trypsin und Chymotrypsin das Lysin in ihrem Präparat *innovazym* verwendet.

In meiner Praxis gebe ich Patienten, die Blutverdünner einnehmen, keine Enzymtabletten, sondern schlage ihnen die gut erprobte rohkostorientierte Basenkost vor, die sich hervorragend mit dem Konzept von Dr. Switzer ergänzt.

Dr. Switzers Wildkräuter-Vitalkost-Therapie

200 ml Fermentationssaft am Morgen in kleinen Schlucken trinken.

Alternativ:

Rechtsregulat Bio Dr. Niedermaier

Je 10 ml *Rechtsregulat® Bio* (½ Messbecher) morgens und abends unverdünnt einnehmen und vor dem Schlucken noch eine Weile im Mund behalten. Bei Magen-/Darmempfindlichkeiten kann das *Rechtsregulat® Bio* verdünnt in einem Glas Wasser getrunken werden. Vor Gebrauch sollte man die Flasche schütteln. 1 Esslöffel *Rocky-Mountain-Ur-Mikromineralien* 2 x täglich zu den Mahlzeiten einnehmen.

Ernährung

Vor einigen Jahren entstand in meiner Praxis ein Ernährungsplan, in dem es über zwei Wochen am Vormittag Rohkost in Form von grünen Smoothies gab sowie mittags und abends jeweils eine gekochte, basische Mahlzeit aus biologischen Zutaten. Das sollte für meine Patienten einen sanften Übergang ermöglichen, sich vermehrt einer naturbelassenen Rohkost zuwenden zu können. Schon durch diese sehr wohlschmeckende Diät gab es enorme Fortschritte in den Beschwerdebilder bei Patienten, die unter Arteriosklerose litten, denn die Entstehung von Arteriosklerose wird durch ein übersäuertes Gewebemilieu begünstigt. Als nächsten Schritt empfehle ich, den Rohkostanteil zu steigern. Zur Basen- und Rohkost gibt es seit Jahren eine Vielfalt hervorragender Rezeptbücher.

Bewegung und Yoga

Im Falle von Arteriosklerose ist ein moderater, regelmäßig ausgeführter Sport unbedingt zu empfehlen. Der amerikanische Herzspezialist Dr. Dean Ornish hat ein hervorragendes Buch dazu geschrieben: *Revolution in der Herztherapie*. Er gibt in diesem Werk eine genaue und gut nachvollziehbare Übungs- und Ernährungsanleitung unter Einbeziehung der Yogaatemübungen an. Seine Erfahrungen belegen, dass auch Menschen mit fortgeschrittenen koronalen Herzkrankheiten bei einer radikalen Umsetzung der Yoga-Lebensstilempfehlungen ohne Medikamente ihre Arteriosklerose deutlich reduzieren können.

Einer meiner ersten Yogalehrer zeigte schon vor 40 Jahren in einem Diavortrag Aufnahmen vom Abbau der Plaques nach regelmäßigen Yogaüben in Verbindung mit Atemtherapie und einer veganen Ernährung.

Enzympräparate

Schlangenenzyme von Fa. Horvi-EnzyMed B.V.
Orale Medikation
Nukleozym® comp. 5 und *Nukleozym® comp. 20*
3 x täglich 3 Sprühstöße in den Mund im Abstand von 5–10 Minuten vor dem Essen

Enzym-Crotalus®-forte liq. und *Enzym®-Triturus liq.*
3 x täglich 3 Sprühstöße in den Mund im Abstand von 5–10 Minuten nach dem Essen

Enzym-Horvitrigon® forte liq. und *Enzym-Latromactan® liq.*
3 x täglich 3 Sprühstöße in den Mund im Abstand von 5–10 Minuten nach dem Essen

Orocid®-Tabletten
Morgens und abends je 2 Tabletten einnehmen

Bei Unsicherheiten, z. B. gleichzeitiger Einnahme von Blutverdünnern, ist der medizinische Dienst der Firma Horvi EnzyMed B.V. bereit, Therapeuten sowie Patienten zu beraten.

Ergänzend: Vitamin C und E sowie 2 Esslöffel *Rocky-Mountain-Ur-Mikromineralien* 2 x täglich zur Mahlzeit einnehmen.

Arthrose/Arthritis/rheumatoide Arthritis

Bei der Arthrose haben wir Gelenkprobleme in Folge eines Knorpelabbaus. Die entzündlichen Arthritiden sind meistens eine fortschreitende Erkrankung der Gelenke, bei denen eine sehr genaue Ursachenerforschung durchgeführt werden sollte. Häufig lassen sich eine allgemeine Abgeschlagenheit und Müdigkeit, diffuse Muskelschmerzen und Entzündungen der Gelenkinnenhäute finden. Bei akut entzündlichen bzw. rheumatoiden Befunden ist es unerlässlich, nach Herdgeschehen wie Tonsillitiden oder Zahnfoci zu suchen. Diese können auch durch Schwermetallbelastungen hervorgerufen werden. Eine weitere Möglichkeit für die Entstehung einer Arthritis sind Chlamydieninfektionen.

Systemische Enzympräparate und die Wildkräuter-Vitalkost wirken auch bei den o. g. Befunden ursächlich. Im Fall von starken Entzündungen wird empfohlen, die Inflammation vorher mit einer kurzfristigen Gabe Cortison runterzufahren, um weitere Schäden an den Gelenken einzudämmen. In dieser Zeit ist eine basische Vitalkost bereits sehr sinnvoll.

Enzympräparate

BIOGENA DoloZym® forte Gold
Akut: 2 bis 3-mal 3 Kapseln eine Stunde vor oder zwei Stunden nach der Mahlzeit.
Chronisch: 1-mal täglich 3 Kapseln eine Stunde vor oder zwei Stunden nach der Mahlzeit.

Alternativ:

innovazym
Akut und chronisch: Am Morgen 3 Tabletten und am Abend 4 Tabletten jeweils eine Stunde vor oder drei Stunden nach der Mahlzeit.

Alternativ:

Regulatpro® Arthro nach Dr. Niedermaier
In den ersten 5 Wochen: 20 ml vor dem Frühstück, 20 ml vor dem Abendessen.
Ab der 6. Woche: 20 ml einmal täglich.

Alternativ oder ergänzend:

Dr. Switzers Wildkräuter-Vitalkost-Therapie

2- bis 3-mal am Tag 1 Glas Fermentationssaft und 1-mal täglich einen Wildkräutercocktail. Empfohlen wird eine basenreiche Ernährung sowie alle zwei Tage entweder eine Tasse Knochenbrühe oder Beerengrütze mit Biogelatine. Ich empfehle, das Buch *„Dr. Switzers Wildkräuter-Vitalkost-Therapie"* zu lesen und die Ernährung langfristig entsprechend auszurichten. Möglich ist auch, diese neue Essgewohnheit ein paar Mal im Jahr wie eine Kur in den Alltag einzubauen.

Alternativ:

Ergänzend zu den oben genannten Empfehlungen
1 Esslöffel *Rocky Mountain Ur-Mikromineralien* 2-mal täglich zu den Mahlzeiten einnehmen.

Bioresonanz nach Paul Schmidt

53.52 Gelenkentzündung (Arthritis), Kompaktprogramm
09.04 Enzyme, Basis (gesamt)
09.04 Enzym, Bromelain
09.05 Enzym, Papain
09.15 Enzyme, Cytochrome
09.53 Enzym, Trypsin

09.54 Enzym, Chymotrypsin
09.55 Enzym, Chymotrypsinogen
09.73 Enzym, Peptidyl-Arginin-Deiminase
09.74 Enzym, Hyaluronidase
71.11 Schmerzrezeptoren
71.50 Schmerzlinderung
71.68 Gewebevitalität/Schmerzreduktion
31.50 Entgiftung, Grundprogramm
01.00 Vitalisierung, gesamt

Es zeigt sich, dass Entzündungen schneller gehemmt werden, wenn man die o. g. Programme zusätzlich zur Medikation einsetzt. In der alleinigen Behandlung mit der Bioresonanz ist ebenfalls eine Entzündungshemmung und Schmerzreduktion zu beobachten. Diese Erfahrung stammt aus meiner Praxis und aus dem kollegialen Austausch.

In der Praxis wird im Akutfall 2-mal pro Woche therapiert. Bei einer Heimanwendung mit dem *Rayocomp PS 10 med. oder dem Rayocomp PS10 basic* behandelt der Patient sich zu Hause alle 2 Tage und kommt nach 14 Tagen zum Nachtesten bzw. zur Aktualisierung der Green-Card (Chip mit Behandlungsprogramm) in die Praxis.

Asthma bronchiale

Bronchialasthma entsteht durch ein Verkrampfen der ringförmigen Muskeln, die in den Bronchien unterhalb der Schleimhaut liegen. Dadurch verengen sich die Atemwege. Zudem ist die Schleimhaut entzündlich geschwollen und die Schleimproduktion stark vermehrt. In der Folge entsteht eine akute Luftnot, die unterschiedlich lang andauern kann – von mehreren Minuten bis zu einigen Stunden. Dem Patienten fällt es in diesem Zustand nicht leicht einzuatmen, noch schwerer fällt ihm allerdings die Ausatmung. Es entstehen pfeifende, von Husten begleitete Atemgeräusche. Das kommt auch durch die hohe Zähflüssigkeit des Sekrets, da es die Bronchien noch weiter verschließt. Hierdurch verliert das Flimmerepithel seine Wirkung, das sonst für die Reinigung der Atmungsorgane sorgt.

Enzympräparate

BIOGENA BromeZym® Zink 10
3-mal 1 Kapsel über den Tag verteilt. Das Präparat kann bei Erkältung, aber auch prophylaktisch gegeben werden. Es wirkt entzündungshemmend und abschwellend auf die Schleimhäute. Ergänzend wird Vitamin C gegeben.

Alternativ:

Rechtsregulat® Bio nach Dr. Niedermaier
10 ml am Morgen, 10 ml am Abend unverdünnt einnehmen und eine Weile im Mund behalten. Bei Magen-Darm-Empfindlichkeit verdünnt in einem Glas Wasser einnehmen. Umschlag auf die Bronchien: 10 ml Rechtsregulat® Bio in 100 ml lauwarmem Wasser auflösen und ein damit getränktes Tuch etwa 10 bis 15 Minuten auf den Bronchialbereich legen. Darüber wird ein angewärmtes Handtuch gedeckt.

Alternativ:

Schlangenenzyme von Horvi EnzyMed B.V.

Orale Medikation

Hier empfehle ich den Einsatz von Ampullen mit dem Applikator Köhler® *„Sprühende Ampulle"*. Zur Verwendung von Liquida schraubt man einen Sprühkopf auf die Flasche und benetzt die Schleimhäute unter der Zunge sowie im Wangenbereich.

Enzym-Crotalus® forte und *Enzym-Serpalgin®*

Im täglichen Wechsel mit:

Horvi-Enzym-Ammodytes® forte und *Horvi-Enzym-Latromactan®*

3 Sprühstöße peroral im Abstand von 5 bis 10 Minuten eine Weile nach dem Essen anwenden.

Lokale Anwendung

Horvi-Enzym-Chiroprac®-Salbe und *Horvi-Enzym-Ammodytes®-Salbe*

Die schmerzenden Gelenke 2-mal täglich mit einer Mischung dieser Salben einreiben.

Enzym®-AB 3 und *Nukleozym® comp. 1*

3-mal täglich 3 Sprühstöße in den Mund im Abstand von 5 bis 10 Minuten vor dem Essen.

Enzym-Crotalus® forte liq. und *Enzym-Elaps® forte liq.*

3-mal täglich 3 Sprühstöße in den Mund im Abstand von 5 bis 10 Minuten nach dem Essen.

Enzym-Horvitrigon® forte liq. und *Enzym-Latromactan® liq.*

3-mal täglich 3 Sprühstöße in den Mund im Abstand von 5 bis 10 Minuten nach dem Essen.

Ernährung

Schleimbildende Kost wie Getreide und Milchprodukte vermeiden. Die körpereigene Enzymbildung wird angeregt, wenn man einmal am Tag mindestens 16 Stunden Pause zwischen den Mahlzeiten einhält.

Dr. Switzers Wildkräuter-Vitalkost-Therapie

Fermentationssaft und Wildkräutercocktail nach Dr. Switzer. Der Saft mit seiner aufbauenden Wirkung auf die Darmflora kann zu einer wohltuenden Erleichterung der Symptome führen.

Ergänzend zu den oben genannten Empfehlungen: 2-mal täglich 1 Esslöffel *Rocky-Mountain-Ur-Mikromineralien* zu den Mahlzeiten einnehmen.

Bioresonanz nach Paul Schmidt

In der Bioresonanztherapie nach Paul Schmidt wird bei diesem Krankheitsbild zunächst auf mögliche Allergene, einen Mangel an probiotischen Bakterien und entzündlich wirkende Erreger untersucht. Das Ergebnis dieser Analyse fließt in den Behandlungsplan ein.

43.20 Asthma bronchiale (Kompaktprogramm)
09.04 Enzym, Bromelain
09.15 Enzyme, Cytochrome
09.24 Enzym, Phosphodiesterase
Plus Programme der in der Analyse gefundenen Erreger- und Schleimhaut-Programme.

In der Praxis wird im Akutfall 2-mal pro Woche therapiert. Bei einer Heimanwendung mit dem *Rayocomp PS 10 med.* oder *dem Rayocomp PS10 basic* behandelt der Patient sich zu Hause alle zwei Tage und kommt nach 14 Tagen zum Nachtesten bzw. zur Aktualisierung der Green-Card (Chip mit Behandlungsprogramm) in die Praxis.

Bronchitis (akut und chronisch)

Eine Bronchitis ist die Entzündung der Bronchialschleimhaut. Diese kann durch exogene Reize wie Nikotin, bakterielle oder virale Infektionen, Allergene, chemische Arzneimittel oder Umweltgifte ausgelöst werden.

Enzympräparate

BIOGENA BromeZym® Zink
3-mal 1 Kapsel über den Tag verteilt einnehmen. *BIOGENA BromeZym® Zink* wirkt entzündungshemmend und Schleimhaut abschwellend. Ergänzend wird Vitamin C gegeben.

Alternativ:

innovazym
Akut entzündlich und chronisch: Am Morgen 3 Tabletten und am Abend 4 Tabletten einnehmen, jeweils eine Stunde vor oder drei Stunden nach der Mahlzeit. Diese Enzyme helfen dabei, Botenstoffe zu reduzieren, die die chronische Entzündung auslösen.

Alternativ:

Rechtsregulat® Bio nach Dr. Niedermaier
10 ml am Morgen, 10 ml am Abend unverdünnt einnehmen und eine Weile im Mund behalten. Bei Magen-Darm-Empfindlichkeit verdünnt in einem Glas Wasser einnehmen.

Umschlag auf die Bronchien: 10 ml Rechtsregulat® Bio in 100 ml lauwarmem Wasser auflösen und ein damit getränktes Tuch etwa 10 bis 15 Minuten auf den Bronchialbereich legen. Darüber wird ein angewärmtes Handtuch gedeckt.

Alternativ:

Schlangenenzyme von Horvi EnzyMed B.V.
Orale Medikation
Hier empfehle ich den Einsatz von Ampullen mit dem Applikator Köhler® *„Sprühende Ampulle“*. Zur Verwendung von Liquida schraubt man einen Sprühkopf auf die Flasche und benetzt die Schleimhäute unter der Zunge sowie im Wangenbereich.

Horvi-Enzym-Crotalus® forte und Horvi-Enzym-Elaps® forte
Im täglichen Wechsel mit:

Enzym®-AB 3 und Nukleozym® comp. 1
3-mal täglich 3 Sprühstöße peroral 5 bis 10 Minuten vor dem Essen, etwa 1 Minute im Mund behalten.

Lokale Therapie
Horvi-Enzym-Naja®-Salbe
Morgens und abends den Bronchialraum und beide Armbeugen einreiben.

Ernährung

Schleimbildende Kost wie Getreide und Milchprodukte meiden. Die körpereigene Enzymproduktion wird angeregt, wenn man einmal am Tag 16 Stunden Nahrungskarenz einhält.

2 EL *Rocky-Mountain-Ur-Mikromineralien* 2-mal täglich zu den Mahlzeiten einnehmen.

Dr. Switzer Wildkräuter-Vitalkost-Therapie

2- bis 3-mal am Tag einen Fermentationssaft und einen Wildkräutercocktail trinken.

Bioresonanz nach Paul Schmidt

43.13 Bronchitis akut (Kompaktprogramm)
oder
43.14 Bronchitis chronisch (Kompaktprogramm)
09.04 Enzym, Bromelain
09.15 Enzyme, Cytochrome
09.23 Enzyme, Atemwege gesamt
31.50 Entgiftung, Grundprogramm
01.00 Vitalisierung
In der Praxis wird im Akutfall 2-mal pro Woche therapiert. Bei einer Heimanwendung mit dem *Rayocomp PS 10 med.* oder *Rayocomp PS10 basic* behandelt der Patient sich zu Hause alle 2 Tage und kommt nach 14 Tagen zum Nachtesten bzw. zur Aktualisierung der Green-Card (Chip mit Behandlungsprogramm) in die Praxis.

Bursitis

Eine Schleimbeutelentzündung kann z. B. durch längere Überlastung, stumpfes Trauma, permanenten Druckreiz (meistens durch eine verkürzte Muskulatur) oder durch degenerative Prozesse entstehen. Symptome: Rötung, druckschmerzhafte Schwellung, Schmerzen bei Belastung.

Enzympräparate

BIOGENA DoloZym® forte Gold
Akut: 2- bis 3-mal 3 Kapseln eine Stunde vor oder zwei Stunden nach der Mahlzeit. Chronisch: 1-mal täglich 3 Kapseln eine Stunde vor oder zwei Stunden nach der Mahlzeit. Ergänzend 2 Esslöffel *Rocky-Mountain-Ur-Mineralien* 1- bis 2-mal täglich zur Mahlzeit einnehmen. Die Mineralien aktivieren die Wirkkraft von Vitaminen.

Alternativ:

innovazym pur
Das Präparat enthält zu den Enzymen noch Vitamin C und Zink. Morgens 3 Tabletten und abends 4 Tabletten. Ergänzend 2 Esslöffel *Rocky-Mountain-Ur-Mineralien* 1- bis 2-mal täglich zur Mahlzeit einnehmen.

Alternativ:

Regulatpro® Arthro nach Dr. Niedermaier
20 ml vor dem Frühstück, 20 ml vor dem Abendessen. Jeweils eine Weile nach der Einnahme im Mund behalten.

Alternativ:

Schlangenenzyme von Horvi EnzyMed B.V.
Orale Medikation
Hier empfehle ich den Einsatz von Ampullen mit dem Applikator Köhler® *„Sprühende Ampulle"*. Zur Verwendung von Liquida schraubt man einen Sprühkopf auf die Flasche und benetzt die Schleimhäute unter der Zunge sowie im Wangenbereich.

Enzym-Horvitrigon® forte und Enzym-Latromactan®
3-mal täglich 3 Sprühstöße peroral im Abstand von 5 bis 10 Minuten nach dem Essen. Im täglichen Wechsel mit:

Enzym-Crotalus® forte und Enzym-Serpalgin®
3-mal täglich 3 Sprühstöße peroral im Abstand von 5 bis 10 Minuten nach dem Essen.

Enzym-Chiroprac®-Salbe und Enzym-Crotalus®-Salbe
Das schmerzende Gelenk 2-mal täglich mit einer Mischung dieser Salben einreiben.

Dr. Switzers Wildkräuter-Vitalkost-Therapie

2- bis 3-mal am Tag 1 Glas Fermentationssaft und 1-mal täglich ein Wildkräutercocktail. Empfohlen wird biologische Basenkost mit einem entsprechend hohem Rohkostanteil. Ergänzend 1 Esslöffel *Rocky-Mountain-Ur-Mineralien* 2-mal täglich zur Mahlzeit einnehmen.

Bioresonanz nach Paul Schmidt

53.62 Schleimbeutelentzündung, Kompaktprogramm
31.89 Akute lokale Entzündung
09.04 Enzym, Bromelain
09.15 Enzyme, Cytochrome
09.73 Enzym, Peptidyl-Arginin-Deiminase
09.74 Enzym, Hyaluronidase
71.68 Gewebevitalität/Schmerzreduktion
31.50 Entgiftung, Grundprogramm
01.00 Vitalisierung, gesamt

In der Praxis wird im Akutfall 2-mal pro Woche therapiert. Bei einer Heimanwendung mit dem *Rayocomp PS 10 med.* oder *dem Rayocomp PS10 basic* behandelt der Patient sich zu Hause alle 2 Tage und kommt nach 14 Tagen zum Nachtesten bzw. zur Aktualisierung der Green-Card (Chip mit Behandlungsprogramm) in die Praxis.

Colitis ulcerosa

Hierbei handelt es sich um eine chronische, meist in Schüben verlaufende Entzündung des Dickdarms. Als Ursachen werden Autoimmungeschehen, aber auch Reaktionen auf häufige Antibiotika- oder Zytostatikagaben angenommen. Unsere Schleimhäute sind nicht immer ausreichend gerüstet, um mit der Giftlawine des modernen Lebens fertig zu werden. Symptome sind schleimig blutende, schmerzhafte Durchfälle, in deren Folge häufig eine Dehydration auftritt.

Ernährung

Sehr zu empfehlen ist eine leichte Basenkost. Rohkost sollte in den ersten zwei Wochen nur teelöffelweise in Form von Säften oder Breien verabreicht werden. Ergänzt mit *Rocky-Mountain-Ur-Mikromineralien* 2-mal täglich 2 Esslöffel in Wasser einnehmen.

Die Enzymreaktionen werden hierdurch indirekt angeschoben. Mangelnde Magensäure ist ein Grund dafür, dass der Körper weniger Mineralien aus der Nahrung aufnimmt. Mit dem über die Ur-Mikromineralien gegebenen Cofaktor (Coenzyme) werden die Verdauungsenzyme aktiviert. Man muss nicht immer Verdauungsenzyme verordnen, da die Pflanzenmineralien die natürlichen Enzymreaktionen wieder ermöglichen.

Enzympräparate

Schlangenenzyme von Horvi-EnzyMed B.V.
Orale Medikation
Hier empfehle ich den Einsatz von Ampullen mit dem Applikator Köhler® *„Sprühende Ampulle"*. Zur Verwendung von Liquida schraubt man einen Sprühkopf auf die Flasche und benetzt die Schleimhäute unter der Zunge sowie im Wangenbereich.

Nukleozym® comp. 16 und *Enzym®-X 44*
3-mal täglich 3 Sprühstöße peroral im Abstand von 5 bis 10 Minuten vor der Mahlzeit.

Enzym-Horvitrigon® forte liq. und *H-Enzym®-C 33 liq.*
3-mal täglich 3 Sprühstöße peroral im Abstand von 5 bis 10 Minuten einige Zeit nach der Mahlzeit.

Enzym-Crotalus® forte liq. und *Enzym-Mokassin® forte liq.*
3-mal täglich 3 Sprühstöße peroral im Abstand von 5 bis 10 Minuten einige Zeit nach der Mahlzeit.

Zusätzlich sollten die *Rocky-Mountain-Ur-Mineralien* 2-mal täglich 1 Esslöffel zu den Mahlzeiten gegeben werden.

Bioresonanz nach Paul Schmidt

47.60 Colitis ulcerosa (Kompaktprogramm)
09.34 Enzyme, Verdauungssystem (gesamt)
09.35 Enzym, Ptyalin
09.36 Enzym, Amylase
09.38 Enzym, Magenlipase
09.40 Peptidase, extrazellulär (Dünndarm)
09.41 Peptidase, intrazellulär (Dünndarm)
09.42 Enzym, Disaccharidasen-Glycosidase (Dünndarm)
09.44 Enzym, Maltase (Dünndarm)
09.45 Enzym, PEPC 1 (Dünndarm)

Ich habe die Erfahrung gemacht, dass eine Entzündungshemmung schneller eintritt, wenn diese Programme zusätzlich zur Medikation gegeben werden. Ebenfalls konnte ich aufgrund der alleinigen Behandlung mit der Bioresonanz bereits eine Entzündungshemmung und Schmerzreduktion beobachten.

In der Praxis wird im Akutfall 2-mal pro Woche therapiert. Bei einer Heimanwendung mit dem *Rayocomp PS 10 med.* oder *dem Rayocomp PS10 basic* behandelt der Patient sich zu Hause alle zwei Tage und kommt nach 14 Tagen zum Nachtesten bzw. zur Aktualisierung der Green-Card (Chip mit Behandlungsprogramm) in die Praxis.

Exokrine Pankreasinsuffizienz (EPI)

Bei einer Störung der exokrinen Funktion der Pankreas werden Verdauungsenzyme nur noch in unzureichender Menge oder gar nicht mehr produziert. Da Kohlenhydrate, Proteine und Fette vom Körper deshalb nicht mehr ausreichend abgebaut werden, kann er kaum noch (Mikro-)Nährstoffe aufnehmen.

Enzympräparate

Nortase® von Fa. Repha
Nortase® von Fa. Repha sollte bei EPI zu jeder Mahlzeit, während der Nahrungsaufnahme unzerkaut und mit viel Flüssigkeit eingenommen werden, auch zu einer Zwischenmahlzeit. Nicht davor und nicht danach. Auch hier ist ein gründliches Kauen von Nutzen. Die Enzyme sind besser verfügbar bei mehreren kleinen Mahlzeiten pro Tag statt bei drei großen. Es ist darauf zu achten, übermäßige Fettmengen zu vermeiden.

Alternativ:

BIOGENA ConfiZym®
3-mal 1 Kapsel täglich unmittelbar vor einer Mahlzeit einnehmen. In Abhängigkeit der Nahrungsmenge und vom Grad der Pankreasschwäche kann man die Dosis anpassen. Ergänzend lässt sich noch *BIOGENA Mucosa Formula®* einsetzen.

Alternativ:

Regazym® plus Enzymbalance von Fa. SYXYL
3-mal 1 bis 2 Tabletten vor den Hauptmahlzeiten. *Regazym® plus* enthält Obst-, Pilz- und Melonenbaumenzyme sowie Spirulinaalgen. Ergänzend bei 2 bis 3 Mahlzeiten 2 Esslöffel *Rocky-Mountain-Ur-Mikromineralien* einnehmen.

Dr. Switzers Wildkräuter-Vitalkost-Therapie

2- bis 3-mal am Tag 1 Glas Fermentationssaft und 1-mal täglich einen Wildkräutercocktail. Empfohlen wird überwiegend Basenkost. Es sollte nicht so fett gegessen und auf genügend Bitterstoffe in der Nahrung geachtet werden. Hilfreich sind auch Kaffeeeinläufe.

Bioresonanz nach Paul Schmidt

49.50 Bauchspeicheldrüse, exokrine Funktionsstörung
09.01 Enzyme, Basis (gesamt)
09.04 Enzym, Bromelain
09.05 Enzym, Papain
09.55 Enzym, Chymotrypsinogen
09.57 Enzym, Carboxypeptidase A
09.58 Enzym, Carboxypeptidase B
09.62 Enzym, Pankreasamylase
31.50 Entgiftung, Grundprogramm
01.00 Vitalisierung

Die Patienten werden 1-mal pro Woche behandelt, bis eine Besserung eintritt.

Gastritis

Unser Magen ist mit einer Schleimhaut ausgekleidet, die als Schutz auf der Muskelschicht aufliegt. Im Falle einer Gastritis ist diese Schutzschicht unterbrochen oder die Belegzellen reagieren auf bestimmte Reize, die mit der Nahrungsaufnahme in Zusammenhang stehen, mit einer Überproduktion von Magensäure. Eine akute Gastritis kann sich z. B. durch den Konsum von Medikamenten, Alkohol, Nikotin oder säurehaltige Lebensmittel, Dehnung der Magenwand durch zu viel Nahrung sowie durch Chemotherapie oder psychischen und körperlichen Stress entwickeln.

Die chronische Gastritis wird in Typ A, B oder C eingeteilt. Variante A ist der Autoimmuntyp, B stellt die bakterielle Gastritis aufgrund einer Helicobacter-pylori-Infektion dar und C entsteht durch die Einnahme u. a. von Medikamenten oder Alkohol.

Dr. Switzers Wildkräuter-Vitalkost-Therapie

Vitalisierende, enzymreiche Lebensmittel, besonders Wildkräuter und weitere chlorophyllhaltige Pflanzen, stellen hier die Behandlungsgrundlage mit Enzymen dar. In diesen Pflanzen finden wir auch die entsprechenden Coenzyme, die noch mit den Ur-Mikromineralien ergänzt werden dürfen. Morgens und mittags je einen Wildkräutercocktail trinken. Zur Behebung der Säure-Basen-Schieflage gibt es noch Fermentsäfte in der Menge, die der Patienten gut verträgt. Die Dosis wird während der Behandlung gesteigert.

Alternativ:

Enzympräparate

Schlangenenzyme von Horvi EnzyMed B.V.
Orale Medikation
Hier empfehle ich den Einsatz von Ampullen mit dem Applikator Köhler® *„Sprühende Ampulle"*. Zur Verwendung von Liquida schraubt man einen Sprühkopf auf die Flasche und benetzt die Schleimhäute unter der Zunge sowie im Wangenbereich.

Enzym-C 33® liq. und *Enzym-Horvitrigon® forte liq.*
3-mal täglich 3 Sprühstöße peroral im Abstand von 5 bis 10 Minuten vor dem Essen. Im 2-tägigen Wechsel mit:

Enzym-Latromactan® liq. und *Enzym-Horvitrigon® forte liq.*
3-mal täglich 3 Sprühstöße peroral im Abstand von 5 bis 10 Minuten nach dem Essen.

Api-Therapie

Bienenprodukte enthalten sehr wertvolle Enzyme. 3- bis 4-mal täglich 10 Tropfen fertig angemischte Propolislösung und 1- bis 2-mal einen Teelöffel Manuka- oder Heidehonig auf nüchternen Magen einnehmen. 1 Glas lauwarmes Wasser mit 10 Tropfen gesättigter Propolislösung (in Glycerin gelöst) trinken und damit eine Rollkur machen. Propolislösung (alkoholisch oder antialkoholisch mit Glycerin) ist über die Honigmanufaktur Eggers in Himmelsthür erhältlich.

In meiner Praxis hat es sich sehr bewährt, Tropfen aus Propolis zu verwenden. Dazu erwirbt man eine gesättigte Lösung alkoholischer Propolistropfen oder eine mit Glycerin versetzte antialkoholische Lösung aus einer Bioimkerei, gibt 10 Tropfen davon in ein 20 ml-Fläschchen und füllt mit 20 ml destilliertem Wasser auf. Die alkoholische Lösung hat einen höheren Sättigungsgrad. Verschlossen wird das Fläschchen mit einem Pipettenpeckel. Mit einem Sprühkopf funktioniert es leider nicht, da Propolis klebt und die Düsen sehr schnell undurchlässig macht.

Bioresonanz nach Paul Schmidt

Es wird jeweils das passende Programm der unterschiedlichen Gastritistypen angewendet:

47.20-47.70 Gastritis, akut/chronisch (Typ A, Typ B, Typ C)
09.13 Enzym, Cytochrom P 450
09.37 Enzym, Pepsin (Magen)
09.38 Enzym, Magenlipase
31.89 Akute lokale Entzündung
31.50 Entgiftung Grundprogramm
01.00 Vitalisierung

In der Praxis wird im Akutfall 2-mal pro Woche therapiert. Bei einer Heimanwendung mit dem *Rayocomp PS 10 med.* oder *einem Rayocomp PS10* behandelt sich der Patient zu Hause alle zwei Tage und kommt nach 14 Tagen zum Nachtesten bzw. zur Aktualisierung der Green-Card (Chip mit Behandlungsprogramm) in die Praxis.

Ergänzend 2 Esslöffel *Rocky-Mountain-Ur-Mikromineralien* 2-mal täglich zur Mahlzeit einnehmen. Diese Pflanzenmineralien regen die Eigenproduktion der Verdauungsenzyme an.

Glutenunverträglichkeit

Im Getreidekorn ist das Gluten ein Speicherprotein, das gebraucht wird, um den Keimling während der Wachstumsphase mit Nährstoffen zu versorgen. Der Keimling und auch die daraus entstehenden Gräser haben eine hervorragende, heilende und entgiftende Wirkung für unseren Körper. Aber nicht das Gluten an sich! Gluten (Klebereiweiß) besteht aus den Komponenten Glutenin und Gliadin sowie Stärke mit einem kleinen Anteil von Lipiden und Kohlenhydraten. Wir finden es in Weizen, Dinkel, Hafer und Roggen. In einer geringeren Dosierung kommt Gluten auch in den Ur-Getreiden Kamut, Emmer und Einkorn vor. Reis, Hirse und Mais sind hingegen glutenfrei. Das Gluten hält unser Brot als Kleber zusammen, denn Gluten und Wasser ergeben eine zähe, klebrige Masse. Dieser „Kleister" haftet aber auf der Schleimhaut des Dünndarms, weshalb ihn viele Menschen häufig nicht gut verdauen. So können Schmerzen- und Verdauungsbeschwerden entstehen und sich erhebliche Störungen der Mikronährstoffaufnahme entwickeln.

Bei Nahrungsmittelunverträglichkeiten und Belastungen wie Operationen oder Infektionen wird die Darmschleimhaut fur Gliadin – das aggressivste Weizeneiweiß – durchlässig. Das Gliadin wird von Transglutaminasen deamidiert, koppelt sich an Rezeptoren der Makrophagen und löst Kaskaden von Immunreaktionen aus, die die Dünndarmschleimhaut schädigen. Das kann die Entwicklung eines Leaky-Gut-Syndroms begünstigen. Bei diesem Syndrom gelangen unvollständig verdaute Nahrungsbestandteile in den Blutkreislauf, sodass der Körper mit einer Immunreaktion in Form einer intestinalen Entzündung antworten muss. Neben Müdigkeit und Abgeschlagenheit klagen diese Patienten dann häufig über Symptome wie Verdauungsbeschwerden, Kopfschmerzen und Migräne sowie Kribbeln und Taubheitsgefühle in den Gliedmaßen. Zu Zeiten unserer Großeltern war es selbstverständlich, als Grundlage für einen Brotteig einen Sauerteigansatz zu benutzen, denn die Fermentation machte das Brot zwar nicht vollständig glutenfrei, aber zumindest verträglicher. Außerdem hatte man die Angewohnheit, beim Essen mit der Familie um einen Tisch zu sitzen und gründlicher zu kauen als in der heutigen Zeit. Ausgiebiges Einspeicheln der Nahrung förderte die Zufuhr von Amylase zum Speisebrei

Enzympräparate

BIOGENA GluteZym®

Bei Bedarf 3 Kapseln mit viel Flüssigkeit zu einer Mahlzeit begleitend zu einer glutenarmen Ernährung verzehren. Das ersetzt aber keine glutenfreie Ernährung! Die Dosis kann im Bedarfsfall individuell erhöht werden. Dazu empfehle ich die Einnahme eines systemischen Enzympräparates, um die Regeneration und Enzymaktivität im Körper generell zu verbessern und natürlich die *Rocky-Mountain-Ur-Mikromineralien*.

Alternativ:

Regulatpro® Metabolic nach Dr. Niedermaier

10 ml am Morgen, 10 ml am Abend. Wegen der Darmempfindlichkeit wird das Regulat schluckweise in einem Glas Wasser getrunken und jeder Schluck eine Weile im Mund behalten.

Alternativ:

BIOGENA DoloZym® forte Gold

1-mal täglich 3 Kapseln eine Stunde vor oder zwei Stunden nach der Mahlzeit.
Ergänzend 2 Esslöffel *Rocky-Mountain-Ur-Mikromineralien* 1- bis 2-mal täglich zur Mahlzeit einnehmen.

BIOGENA FlatuZym® 200

2-mal am Tag 1 Kapsel zu einer ballaststoffreichen Mahlzeit – das wirkt wie Balsam für Magen und Darm.

Alternativ:

innovazym

Am Morgen 1 bis 2 Tabletten und am Abend 2 bis 3 Tabletten jeweils eine Stunde vor oder drei Stunden nach der Mahlzeit. Ergänzend 2 Esslöffel *Rocky-Mountain-Ur-Mikromineralien* 1 bis 2-mal täglich zur Mahlzeit einnehmen, sowie *BIOGENA FlatuZym® 200* 2 mal am Tag eine Kapsel zu einer ballaststoffreichen Mahlzeit.

Dr. Switzers Wildkräuter-Viatalkost-Therapie

2- bis 3-mal am Tag 1 Glas Fermentationssaft und 1 mal täglich einen Wildkräutercocktail. Empfohlen wird Basenkost. Dazu rate ich, das Buch *„Dr. Switzers Wildkräuter-Vitalkost-Therapie"* zu lesen und die Ernährung langfristig entsprechend auszurichten. Das kann auch ein paarmal im Jahr wie eine Kur in den Alltag eingebaut werden.

Halswirbelsäulen- und Schulter-Arm-Syndrom

Die beiden Syndrome sind Schmerzen und Verspannungen im Bereich der Halswirbelsäule und der Schulter, die bis in die Arme hineinstrahlen können. Es gibt physische und psychische Ursachen. Beschwerden in diesen Regionen führen häufig zu Kopfschmerzen, Schwindel, starken Bewegungseinschränkungen (Frozen Shoulder) und immer zu Bewegungsschmerzen im Halswirbel- und Schulterbereich.

Die Bioresonanz- und systemische Enzymbehandlungen leisten hier gute Dienste. Es gehören aber auch Bewegungstherapien, Osteopathie, Chiropraktik, Dorn/Breuss, Cranio-Sakral-Therapie, Massagen und weitere Verfahren dazu.

Enzympräparate

BIOGEA DoloZym® forte Gold
Akut entzündlich: 2- bis 3-mal 3 Kapseln eine Stunde vor oder zwei Stunden nach der Mahlzeit. Chronisch: 1-mal täglich 3 Kapseln eine Stunde vor oder zwei Stunden nach der Mahlzeit. Ergänzend 2 Esslöffel *Rocky-Mountain-Ur-Mikromineralien* 1- bis 2-mal täglich zur Mahlzeit einnehmen. Die Mineralien aktivieren die Wirkkraft von Vitaminen, die als Co-Enzyme gebraucht werden.

Alternativ:

innovazym

Das Präparat enthält zu den Enzymen noch Vitamin C und Zink. Morgens 3 Tabletten und abends 4 Tabletten. Ergänzend 2 Esslöffel *Rocky-Mountain-Ur-Mikromineralien* 1- bis 2-mal täglich zur Mahlzeit einnehmen. Nach deutlicher Besserung kann noch einen Monat lang 3-mal 1 Kapsel BIOGENA *ReconZym® Gold* täglich mit Abstand zu den Mahlzeiten gegeben werden, insbesondere, wenn eine Frozen Shoulder vorlag.

Alternativ:

Schlangenenzyme von Horvi EnzymMed B.V.

Orale Therapie

Hier empfehle ich den Einsatz von Ampullen mit dem Applikator Köhler® *„Sprühende Ampulle"*. Zur Verwendung von Liquida schraubt man einen Sprühkopf auf die Flasche und benetzt die Schleimhäute unter der Zunge sowie im Wangenbereich.

Enzym-Crotalus® forte liq. und *Enzym-Serpalgin® forte liq.*
3-mal täglich 3 Sprühstöße in den Mund im Abstand von 5 bis 10 Minuten vor dem Essen.

Im zweitägigen Wechsel mit:
Enzym-Ammodytes® forte liq. und Enzym-Latromactin® liq.
3-mal täglich 3 Sprühstöße in den Mund im Abstand von 5 bis 10 Minuten nach dem Essen.

Lokale Therapie

Enzym-Chiroprac®-Salbe und *Enzym-Serpalgin®-Salbe*
Die schmerzenden Stellen morgens und abends mit einer Mischung aus beiden Salben einreiben.

Alternativ:

Regulatpro® Arthro nach Dr. Niedermaier

In den ersten 5 Wochen: 20 ml vor dem Frühstück 20 ml vor dem Abendessen.
Ab der 6. Woche: 20 ml 1-mal täglich.

Dr. Switzers Wildkräuter-Vitalkost-Therapie

2- bis 3-mal am Tag 1 Glas Fermentationssaft und 1-mal täglich einen Wildkräutercocktail. Empfohlen wird biologische Basenkost mit einem entsprechend hohen Rohkostanteil.

Ergänzend 2 Esslöffel *Rocky-Mountain-Ur-Mikromineralien* 1- bis 2-mal täglich zur Mahlzeit einnehmen.

Bioresonanz nach Paul Schmidt

Zum Thema Schmerzsyndrom der Halswirbelsäule hat die Fa. Rayonex Biomedical GmbH eine sehr erfolgreiche randomisierte Doppelblindstudie durchgeführt, die im Mai 2020 zu einer schulmedizinischen Anerkennung für das Thema Schmerzbehandlung im Bereich der Halswirbelsäule führte.

71.60 R-HWS-Syndrom (Kompaktprogramm) STUDIE
53.62 Schleimbeutelentzündung (Kompaktprogramm)
09.04 Enzym, Bromelain
09.05 Enzym, Papain
09.13 Enzym, Cytochrom P 450
09.53 Enzym, Pancreastrypsin
09.54 Enzym, Chymotrypsin
09.73 Enzym, Peptidyl-Arginin-Deiminase
31.50 Entgiftung Grundprogramm
01.00 Vitalisierung

In der Praxis wird im Akutfall 1-mal pro Woche therapiert. Bei einer Heimanwendung mit dem *Rayocomp PS 10 med.* oder *Rayocomp PS10 basic* behandelt der Patient sich zu Hause alle zwei Tage und kommt nach 14 Tagen zum Nachtesten bzw. zur Aktualisierung der Green-Card (Chip mit Behandlungsprogramm) in die Praxis.

Herpes simplex

Herpes simplex ist eine Erkrankung, die durch eine Primärinfektion mit Herpes-simplex-Viren oder durch eine Reaktivierung von in Ganglien persistierenden Viren entstehen kann. Bei einer Immunschwächung durch Infekte, Stress usw. gibt es häufig Rezidive. Die Lokalisation ist meistens an den Lippen (Herpes labialis) oder im Genitalbereich (Herpes genitalis). Seltener tritt Herpes simplex im Gesicht, z. B. Wangen, Ohrläppchen oder Augenlidern auf.

Ich hatte vor Jahren eine Patientin in meiner Praxis, die wochenlang unter starkem Schwindel litt, bis der Bioresonanztest nach Paul Schmidt eine Herpesinfektion im Ohr ergab. Nach zwei Bioresonanzbehandlungen war der Schwindel weg.

Enzympräparate

BIOGENA ReconZym® Gold
Zur Stärkung des ganzen Systems 3-mal 1 Kapsel außerhalb der Mahlzeiten einnehmen. *BIOGENA ReconZym® Gold* ist eine Komposition aus Vitaminen, Mineralstoffen, Spurenelementen, Pflanzenstoffen und systemisch wirkenden Enzymen.

Ergänzend: L-Lysin 500 mg 3-mal 2 Kapseln täglich.
Nach einer etwa 4-wöchigen Einnahme von L-Lysin mache ich bei meinen Patienten oft die Erfahrung, dass eie Herpes-simplex-Infektion sehr lange nicht mehr rezidiviert.

Alternativ:

Regulatpro® Immune nach Dr. Niedermaier
20 ml 1-mal täglich pur oder in einem Glas Wasser einnehmen und jeden Schluck eine Weile im Mund behalten.

Alternativ:

Schlangenenzyme von Fa. Horvi-EnzyMed B.V.
Orale Medikation
Hier empfehle ich den Einsatz von Ampullen mit dem Applikator Köhler® *„Sprühende Ampulle"*. Zur Verwendung von Liquida schraubt man einen Sprühkopf auf die Flasche und benetzt die Schleimhäute unter der Zunge sowie im Wangenbereich.

Nukleozym® comp. 8 und *Enzym®-X 44*
3-mal täglich 3 Sprühstöße in den Mund im Abstand von 5 bis 10 Minuten vor der Mahlzeit.

Enzym-Horvitrigon® forte liq. und *Enzym-Mokassin® forte liq.*
3-mal täglich 3 Sprühstöße in den Mund im Abstand von 5 bis 10 Minuten einige Zeit nach der Mahlzeit.

Dr. Switzers Wildkräuter-Vitalkost-Therapie

2-mal täglich ein Glas Fermentationssaft trinken und 1 mal täglich einen Wildkräuter-cocktail.

Ergänzend: Dazu 4 Esslöffel *Rocky-Mountain-Ur-Mikromineralien* über den Tag verteilt einnehmen.

Bioresonanz nach Paul Schmidt

00.00 Analysenvorbereitung
01.00 Vitalisierung
22.10 Doppelstrang-DNA-Viren, gesamt
22.15 Herpes simplex
09.04 Enzym, Bromelain
09.13 Enzym, Cytochrom P 450
09.53 Enzym, Trypsin
09.54 Enzym, Chymotrypsin
31.38 ATP-Produktion, Haut
31.50 Entgiftung, Grundprogramm
01.00 Vitalisierung

In der Praxis wird im Akutfall 1-mal pro Woche therapiert. Bei einer Heimanwendung mit dem *Rayocomp PS 10 med.* oder *Rayocmp PS10 basic* behandelt der Patient sich zu Hause alle zwei Tage und kommt nach 14 Tagen zum Nachtesten bzw. zur Aktualisierung der Green-Card (Chip mit Behandlungsprogramm) in die Praxis.

Herpes Zoster

Die Gürtelrose ist eine neurotrope Viruskrankheit und entsteht durch eine Infektion mit dem Varicella-Zoster-Virus oder durch die Reaktivierung des in den Gliazellen der Spinalganglien persistierenden Varicella-Zoster-Virus aufgrund eines geschwächten Immunsystems.

Es tritt meistens ein bläschenförmiger Ausschlag auf, der auf das Versorgungsgebiet eines Spinalnerven beschränkt ist. Die Gürtelroseinfektion kann auch ohne sichtbaren Ausschlag auftreten; die stechenden Schmerzen am Spinalnerv sind dennoch vorhanden. Sehr häufig treten Fieber, Abgeschlagenheit, Gliederschmerzen und ein heftiges Brennen im Bereich der Bläschen auf.

Eine umgehende und ursächliche Behandlung ist sehr zu empfehlen, da sonst die Gefahr besteht, dass nach der Abheilung der Bläschen eine Postzosterneuralgie bestehen bleibt, die oft über Jahre hinweg sehr schmerzhaft ist.

Enzympräparate

Hier sind die systemischen Präparate indiziert.

BIOGENA DoloZym® forte Gold
2 Wochen lang 2-mal 3 Kapseln täglich 1 Stunde vor dem Essen oder frühestens 2 Stunden danach einnehmen. Ab der dritten Woche noch sechs Wochen lang 1-mal 3 Kapseln *BIOGENA DoloZym® forte Gold* täglich eine Stunde vor oder frühestens 2 Stunden danach substituieren.

Ergänzend: Zur Behandlung gehört eine ausreichende Versorgung mit B-Vitaminen. Ich empfehle einen Laborbefund über den Vitamin-B-Status. Bei der Versorgung ist zu beachten, dass Vitamin B12 als Spray, Sublingualtablette oder Injektion intensiver aufgenommen wird (Resorption über die Mundschleimhaut). L-Lysin 500 mg täglich 3-mal 2 Kapseln über 4 Wochen ist für eine nachhaltigere Ausheilung bei allen Herpesviren unerlässlich. Ergänzend 2 Esslöffel *Rocky Mountain Ur-Mikromineralien* 1- bis 2-mal täglich zur Mahlzeit einnehmen.

BIOGENA ReconZym® Gold

Nach der Behandlung mit *BIOGENA DoloZym® forte Gold* (s.o.) wird die Therapie ab der dritten Woche mit *BIOGENA ReconZym® Gold* 3 x 1 Kapsel über den Tag verteilt noch 6 Wochen lang fortgeführt. Hier ist die B-Vitamin-Versorgung bereits enthalten. L-Lysin 500 mg 3-mal 2 Kapseln gehören auch hier dazu.

innovazym

6 Wochen lang täglich 7 Kapseln einnehmen, 3 Kapseln am Morgen und 4 Kapseln am Abend jeweils 1 Stunde vor der Mahlzeit oder 3 Stunden danach. Versorgung mit B-Vitaminen und L-Lysin siehe oben (*BIOGENA DoloZym® forte Gold*).

Ergänzend 2 Esslöffel *Rocky-Mountain-Ur-Mikromineralien* 1- bis 2-mal täglich zur Mahlzeit einnehmen.

Rechtsregulat Bio® nach Dr. Niedermaier

10 ml am Morgen, 10 ml am Abend etwa 3 Monate lang unverdünnt einnehmen und eine Weile im Mund behalten. Bei Magen-Darm-Empfindlichkeit verdünnt in einem Glas Wasser einnehmen.

Schlangenenzyme von Horvi-EnzyMed B.V.

Von Horvi-EnzyMed B.V. werden Injektionen, Liquida zur oralen Einnahme und eine lokale Therapie in Form von Salben angeboten. Die Injektionen sind bei schweren Krankheitsbildern angesagt. Eine annähernd so starke Wirkung soll erreicht werden, indem die Liquida per Sprühstoß (Sprühkopf als Deckel verwenden) auf die Mundschleimhaut verabreicht werden.

Orale Einnahme

Hier empfehle ich den Einsatz von Ampullen mit dem Applikator Köhler® *„Sprühende Ampulle"*. Zur Verwendung von Liquida schraubt man einen Sprühkopf auf die Flasche und benetzt die Schleimhäute unter der Zunge sowie im Wangenbereich.

Nukleozym® comp. 8 und *Enzym-Bufomarin® forte*

3-mal täglich 3 Sprühstöße in den Mund im Abstand von 5 bis 10 Minuten vor dem Essen.

Enzym-Crotalus®forte liq. und *Enzym-Mokassin® forte liq.*
3-mal täglich 3 Sprühstöße in den Mund im Abstand von 5 bis 10 Minuten nach dem Essen.

Enzym-Horvitrigon® forte liq. und *Enzym-Serpalgin® liq.*
3-mal täglich 3 Sprühstöße in den Mund im Abstand von 5 bis 10 Minuten nach dem Essen.

Lokale Therapie
Enzym-Serpalgin® Salbe
3-mal täglich auf die betroffenen Stellen auftragen (nur auf geschlossene oder schon abgetrocknete Bläschen).

Dr. Switzers Wildkräuter-Vitalkost-Therapie

Täglich bis zu 1 Liter Fermentationssaft und zu jeder Mahlzeit 2 Esslöffel *Rocky-Mountain-Ur-Mikromineralien* konsumieren. Besonders am Vormittag einen Wildkräutercocktail trinken, denn zwischen 4 Uhr morgens und 12 Uhr mittags ist der Stoffwechsel am aktivsten, d. h. die Entgiftungsmöglichkeit am stärksten.

Wenn ein Herpes Zoster auftritt, ist das Immunsystem in der Regel schon sehr geschwächt. Um das langfristig zu beheben, bietet die Wildkräuter-Vitalkost nach Dr. Switzer die optimale Lösung. Dr. Switzer bietet in seinen Büchern eine einfache sowie hochwirksame Enzym- und Mikronährstofftherapie an, die in jeder Küche entstehen kann, wenig Aufwand bereitet und preislich äußerst günstig im Vergleich zu anderen Therapien ist.

Bioresonanz nach Paul Schmidt

In der Behandlung von Erregern und Nerven zeigt sich in der Bioresonanz nach Paul Schmidt ein ganz phänomenaler Erfolg. Da Herpes Zoster in unserer Gesellschaft immer häufiger vorkommt, habe ich dazu auch viel Erfahrung sammeln können.

00.00 Analsyenvorbereitung
01.00 Vitalisierung
22.17 Herpes Zoster
31.89 Akute lokale Entzündung
31.10 ATP-Produktion, gesamt
31.24 ATP-Produktion, Thymus
31.30 ATP-Produktion, Milz

70.56 Immunmodulation (Kompaktprogramm)
55.41 Neuralgien (Kompaktprogramm)

In der Praxis wird im Akutfall 2-mal pro Woche therapiert. Bei einer Heimanwendung mit dem *Rayocomp PS 10 med.* oder *Rayocomp PS 10 basic* behandelt der Patient sich zu Hause alle 2 Tage und kommt nach 14 Tagen zum Nachtesten bzw. zur Aktualisierung der Green-Card (Chip mit Behandlungsprogramm) in die Praxis.

Histaminintoleranz

Bei einer Histamin-Intoleranz oder einer Histaminose, manchmal auch Histamin-Allergie genannt, können Entzündungsprozesse außer Kontrolle geraten. Es werden z.B. Nahrungsmittel wie Käse, Räucherware, bestimmte Früchte, Fertiggerichte oder Rotwein zum Auslöser für eine unregulierte Freisetzung von Histamin. Das geschieht durch fehlende entzündungshemmende Zytokine. Überschüssiges Histamin wird beim Gesunden durch Diaminoxidase (DAO) abgebaut. Deshalb ist das erste Mittel in meinen Therapieempfehlungen ein DAO-Präparat (s.u.). Histamin kann aber auch durch Stress stark erhöht sein! Viele Patienten berichten mir, dass sie im Urlaub alles essen können und anschließend in einer stressreichen Zeit wieder mit starken Entzündungen auf bestimmte Nahrungsmittel reagieren. Eine langfristige Besserung ist deshalb nur durch den Aufbau eines gesunden Mikrobioms erreichbar. Mit einer vitalstoffhaltigen Kost, bestimmten Enzymen, Ur-Mikromineralien, chlorophyllhaltigen Wildkräutersmoothies und einer guten Schlafqualität kann die Darmflora gefördert werden.

Enzympräparate

BIOGENA DaoZym®
30 Tage lang eine kurmäßige Einnahme von 15 mg über den Tag verteilen. Danach 1 Kapsel vor einer histaminreichen Mahlzeit einnehmen. Zudem noch Vitamin B6 ausgleichen und Vitamin C sowie die *Rocky-Mountain-Ur-Mikromineralien* substituieren.

Dr. Switzers Wildkräuter-Vitalkost-Therapie

2- bis 3-mal am Tag 1 Glas Fermentationssaft und 1-mal täglich einen Wildkräutercocktail. Empfohlen wird Basenkost.

Bioresonanz nach Paul Schmidt

00.00 Analysenvorbereitung
01.00 Vitalisierung
70.60 Probiotische Bakterien (gesamt)
70.19 Verdauungsorgane (70er Programme sind auch Kompaktprogramme)
70.50 Hautallergie
70.56 Immunmodulation
09.89 Diaminooxidase
09.64 Enzyme, Stoffwechsel (gesamt)
30.92 Schleimhäute (Stamm)
31.12 ATP, Dickdarm
31.16 ATP, Dünndarm
31.50 Entgiftung Grundprogramm
01.00 Vitalisierung

In der Praxis wird im Akutfall 2-mal pro Woche therapiert. Bei einer Heimanwendung mit dem *Rayocomp PS 10 med. oder dem Rayocomp PS10 basic* behandelt der Patient sich zu Hause alle zwei Tage und kommt nach 14 Tagen zum Nachtesten bzw. zur Aktualisierung der Green-Card (Chip mit Behandlungsprogramm) in die Praxis.

Immunstärkung während Zeiten der erhöhten Infektanfälligkeit

Zur Immunstärkung sind moderater Sport, eine maßvolle Nahrungsaufnahme mit biologischer Kost, ein guter Schlaf, Yoga und ein gesunder Stress (Eustress) gut geeignet. Da sich das nicht immer einhalten lässt, ist es zu empfehlen, in Zeiten mit einer erhöhten Infektanfälligkeit Mikronährstoffe zu ergänzen. Besonders ratsam sind Kombinationen aus Vitamin C mit Zink und Selen sowie Vitamin D_3 mit K_2. Beides lässt sich sehr effektiv noch mit Enzymen ergänzen, denn für jede Zellreaktion wird eine ausreichende Enzymmenge benötigt. Die Mikronährstoffe wirken als Coenzyme und erhöhen somit die Enzymreaktionen. Durch vermehrte Enzymaktivität im Körper werden wiederum die Mikronährstoffe vollständig resorbiert. Die Wirkungen potenzieren sich quasi gegenseitig.

Enzympräparate

BIOGENA BromeZym® Zink 10
Vor der Erkältungszeit etwa 1 Monat lang 3-mal 1 Kapsel am Tag möglichst auf nüchternen Magen oder 1 bis 2 Stunden nach der Mahlzeit einnehmen.

Rechtsregulat® Bio nach Dr. Niedermaier
Je 10 ml *Rechtsregulat® Bio* (½ Messbecher) morgens und abends unverdünnt einnehmen und vor dem Schlucken noch eine Weile im Mund behalten. Bei Magen-/Darmempfindlichkeit kann man *Rechtsregulat® Bio* verdünnt in einem Glas Wasser trinken. Vor Gebrauch sollte die Flasche geschüttelt werden.

Dr. Switzers Wildkräuter-Vitalkost-Therapie

2- bis 3-mal am Tag 1 Glas Fermentationssaft und 1-mal täglich einen Wildkräutercocktail. Empfohlen wird überwiegend Basenkost. Alle 2 Tage entweder 1 Tasse Knochenbrühe oder Beerengrütze mit Biogelatine. Langfristig empfehle ich, das Buch *„Dr. Switzers Wildkräuter-Vitalkost-Therapie"* zu lesen und die Ernährung entsprechend auszurichten. Das kann auch ein paarmal im Jahr wie eine Kur in den Alltag eingebaut werden.

Ergänzend: *Rocky-Mountain-Ur-Mikromineralien* 2-mal täglich 1 Esslöffel zu den Mahlzeiten einnehmen.

Impfen – unterstützende Maßnahmen

In den letzten Jahren kommen immer mehr Patienten zu mir und bitten mich um eine begleitende Therapie zu einer Impfung. Meistens sind es junge Mütter mit ihren Kindern. Beim Nachzählen der eingetragenen Impfungen im Impfbuch der Kinder fiel mir auf, dass sich die Anzahl der Impfungen bis zum Schulalter seit der letzten Generation deutlich erhöht hat. Einige der Mehrfachimpfungen werden den Kindern als 6-fach-Impfung angeboten, in der Generation ihrer Eltern waren noch 3-fach-Impfungen üblich. Die Mehrfachimpfungen werden schon sehr früh angeboten.

Ich möchte hier nichts zu möglichen Nebenwirkungen von Impfungen anführen, sondern nur darauf aufmerksam machen, dass eine Impfung immer mit einer Veränderung des Immunsystems einhergeht. Eine vor- und nachsorgende Behandlung ist sinnvoll, um die natürlichen Eigenschaften unseres Immunsystems zu erhalten, zu stärken oder wiederherzustellen.

Damit Enzyme in ausreichender Menge und Spezifität für jede Reaktion in der menschlichen Zelle vorhanden sind, ist eine sehr gute Nährstoffversorgung als Vorbereitung wichtig. Hierbei handelt es um die fettlöslichen Vitamine A, D3, den Vitamin-E-Komplex und Vitamin K sowie um das wasserlösliche Vitamin C, Zink und Selen. Dazu kommen Pflanzenfasern, lösliche Ballaststoffe und Omega-3-Fettsäuren. Trotzdem: Die Vorsorge bleibt der Königsweg!

Dr. med. John Switzer hat in diesem Jahr ein neues Buch *„Unterstützende Maßnahmen bei IMPFUNG"* herausgegeben, in dem er sehr genaue Erklärungen zu Rezepturen, der Ernährung und die Lebensphasen für die Zeit vor und nach Impfungen beschreibt. Dabei steht die Bedeutung des Mikrobioms und dessen Aufbau über Monate bis zum Impftermin im Vordergrund.

Enzympräparate

BIOGENA BromeZym® Zink 10
Erwachsene nehmen 3-mal 1 Kapsel über den Tag verteilt. Das Präparat sollte prophylaktisch gegeben werden. Es wirkt entzündungshemmend, abschwellend und regenerierend und kann die Verklumpung der Blutzellen verhindern.

Mikronährstoffe zur Aktivierung von Enzymreaktionen

Vitamin C
5 Tage vor und 5 Tage nach der Impfung ergänzend Vitamin C (je nach Alter und Gewicht) zwischen 2 bis 8 g/Tag, bei Kindern einen Rohkostsaft zugeben.

Vitamin D_3
Besonders im Winter ist eine regelmäßige Einnahme einzuhalten. Die Fa. Loges hat ein Vitamin-D-Fruchtgummi mit 5.600 I.E. entwickelt. Das ist mikronisiert, in Öl gelöst und Kindern super zu verabreichen. Bitte mit dem Kinderarzt die Dosierung absprechen. Erwachsene erhöhen auf 3-mal 5.000 I.E. in der Woche.

Rocky-Mountain-Ur-Mikromineralien
3-mal 2 Esslöffel in Saft oder zu den Mahlzeiten einnehmen.

Omega-3-Öl und *Vitamin A*
Z. B. das Beikost-Mischöl von Dr. Switzer sollte man nach Anleitung in das tägliche Essen (je nach Alter 1 Teelöffel bis 2 Esslöffel) geben. Dem Öl kann auch das empfohlene Vitamin A (je nach Alter 5.000 bis 15.000 I.E.) beigemischt werden. Sehr genaue Angaben zur Dosierung finden Sie im Buch „*Unterstützende Maßnahmen bei Impfung*" von Dr. med John Switzer.

Dr. Switzers Wildkräuter-Vitalkost-Therapie

Vitale, enzymreiche Lebensmittel, besonders Wildkräuter und weitere sehr chlorophyllhaltige Pflanzen stellen hier die Grundlage der Behandlung mit Enzymen und Mikronährstoffen dar. In der ganzen Pflanze finden wir auch die entsprechenden Co-Enzyme, die aber gerne noch mit den Ur-Mikromineralien ergänzt werden dürfen. Morgens, mittags und abends wird je 1 Wildkräutercocktail getrunken. Zur Balance des Säure-Basen-Verhältnisses gibt es noch Fermentsäfte in der Menge, die jeweils vertragen wird. Die Menge steigert sich während der Behandlung. Zur Unterstützung der Entgiftung über die Leber wird eine Löwenzahntinktur empfohlen. 3-mal 20 Tropfen täglich vor der Mahlzeit. Löwenzahn hat z. B. 40-mal so viel Vitamin A wie ein Kopfsalat, die doppelte Menge an Proteinen, neunmal so viel Vitamin C sowie Vitamin E, Calcium, Magnesium und Eisen in deutlich höherer Menge als unser Gartengemüse. Ich selbst lasse den Löwenzahn und andere Wildkräuter an vielen Stellen in meinem Garten stehen und ernte die Pflanzen fast ganzjährig für Salat und Smoothies.

Bioresonanz nach Paul Schmidt

00.00 Analysenvorbereitung
01.00 Vitalisierung
37.62 Entgiftung, Impfschäden
31.10 ATP-Produktion, gesamt
70.56 Immunmodulation
37.30 Milz, Organfunktionsstärkung
31.60 Entgiftung, Leber
31.51 Entgiftung, Blutsystem
09.04 Enzym, Bromelain
09.13 Enzym, Cytochrom P 450
09.53 Enzym, Trypsin
09.54 Enzym, Chymotrypsin
09.02 Enzym, Q 10
54.50 Vegetatives Nervensystem
31.50 Entgiftung (Grundprogramm)
01.00 Vitalisierung

In der Praxis wird im Akutfall 2-mal pro Woche therapiert. Bei einer Heimanwendung mit dem *Rayocomp PS 10 med.* behandelt der Patient sich zu Hause alle zwei Tage und kommt nach 14 Tagen zum Nachtesten, bzw. zur Aktualisierung der Green-Card (Chip mit Behandlungsprogramm) in die Praxis.

Laktoseunverträglichkeit

Diese Unverträglichkeit gehört zu den Kohlehydrataufnahmestörungen. Der Körper bildet hierbei zu wenig von dem Enzym Laktase, welches er zum Abbau des mit der Nahrung zugeführten Milchzuckers (Laktose) benötigt. In seltenen Fällen gibt es auch einen angeborenen Laktasemangel, der unbedingt früh festgestellt werden sollte, da er das Wachstum und die Entwicklung des Neugeborenen stark behindert und unbehandelt zu schweren Hirnschäden führen kann. Inzwischen ist bekannt, dass die Laktaseaktivität bei etwa 15 % der Deutschen zwischen dem vierten Lebensjahr und der Pubertät nachlässt.

Es gibt große Regionen der Erde, z. B. Afrika oder Asien, in denen bei der Bevölkerung ein angeborener Laktasemangel besteht. Das ist auch gut so, denn Milch dient grundsätzlich nur der Ernährung arteigener Nachkommen (menschlich oder tierisch). Eine Verträglichkeit von Laktose ist überwiegend in der nördlichen Hemisphäre zu finden. Denkbar ist, dass eine bedingte oder ausreichende Verträglichkeit des Milchzuckers durch eine Mutation entstanden ist. Weitere Gründe für eine Laktoseunverträglichkeit sind Erkrankungen des Verdauungssystems wie z. B. Glutenunverträglichkeit, chronische Darmleiden, Magen-/Darmentzündungen nach einer Darm-OP oder Chemo- bzw. Strahlentherapien.

Durch den Laktasemangel kommt es im Darm zu einer bakteriellen Zersetzung der Laktose mit viel Gasbildung. Das ist die Ursache für die Blähungen, Durchfälle und Übelkeit. In der Folge können sich weitere Krankheitsbilder wie Nahrungsmittelunverträglichkeiten und das Leaky-Gut-Syndrom entwickeln.

Es gibt Studien, die zeigen, dass bei Menschen mit einer Laktoseunverträglichkeit das Risiko an Krebs zu erkranken deutlich geringer ist. Deshalb ist zu überlegen, ob es sich bei der Laktoseunverträglichkeit um eine Krankheit oder vielleicht eher um einen Schutz für uns Menschen vor unsinniger und nicht verträglicher Ernährung handelt.

Enzympräparate

BIOGENA LactroZym®
1 bis 2 Kapseln jeweils vor einer laktosehaltigen Mahlzeit verzehren. Die Tagesdosis wird jeweils an den Anteil von Milchprodukten in der Nahrung angepasst (bis zu 1 Kapsel pro 5 g Milchzucker). Dazu empfehle ich die Einnahme eines systemischen Enzympräparates, um die Regeneration und Enzymaktivität im Körper generell zu verbessern.

BIOGENA FlatuZym® 200
2-mal am Tag eine Kapsel zu einer ballaststoffreichen Mahlzeit.

BIOGENA DoloZym® forte Gold
1-mal täglich 3 Kapseln 1 Stunde vor oder 2 Stunden nach der Mahlzeit.

Ergänzend: 2 Esslöffel *Rocky-Mountain-Ur-Mikromineralien* 1- bis 2-mal täglich zur Mahlzeit einnehmen.

innovazym
Akut entzündlich und chronisch: Am Morgen 1 bis 2 Tabletten und am Abend 2 bis 3 Tabletten jeweils 1 Stunde vor oder 3 Stunden nach der Mahlzeit.

Ergänzend: 2 Esslöffel *Rocky-Mountain-Ur-Mikromineralien* 1- bis 2-mal täglich zur Mahlzeit einnehmen.

Dr. Switzers Wildkräuter-Vitalkost-Therapie

Fermentationssaft und Wildkräutercocktail nach Dr. Switzer
2- bis 3-mal am Tag 1 Glas Fermentationssaft und 1-mal täglich einen Wildkräutercocktail. Empfohlen wird Basenkost. Alle 2 Tage entweder 1 Tasse Knochenbrühe oder Beerengrütze mit Biogelatine. Ich empfehle, das Buch *„Dr. Switzers Wildkräuter-Vitalkost-Therapie"* zu lesen und die Ernährung langfristig entsprechend auszurichten. Das kann auch ein paarmal im Jahr wie eine Kur in den Alltag eingebaut werden.

Bioresonanz nach Paul Schmidt

00.00 Analysenvorbereitung
01.00 Vitalisierung
70.19 Verdauungsorgane (Kompaktprogramm)
09.04 Enzym, Bromelain
09.05 Enzym, Papain
09.43 Enzym, Laktase-beta 1-Glucosidase
31.50 Entgiftung Grundprogramm
01.00 Vitalisierung

Zusätzlich zu den diätetischen Empfehlungen sind die Erfolge mit der Bioresonanz nach Paul Schmidt, besonders in der Heimanwendung sehr groß, da diese Therapie eine intensive Kur mit wöchentlich 3 bis 4 Behandlungen ermöglicht. Die Geräte *Rayocomp PS 10 med.* oder *Rayocomp PS 10 basic* können dafür von Fa. Rayonex Biomedical ausgeliehen werden.

Schlangenenzyme von Horvi EnzyMed B.V.

Orale Medikation
Nukleozym
3-mal 3 Sprühstöße mit dem Sprühzerstäuber auf die Mundschleimhaut vor der Mahlzeit.

Enzym-Horvitrigon forte liq. und *Enzym-Latromactan liq.*
3-mal 3 Sprühstöße mit dem Sprühzerstäuber auf die Mundschleimhaut nach der Mahlzeit.

Im täglichen Wechsel mit:
Enzym-C33 liq. und *Enzym-Serpalgin liq.*
3-mal 3 Sprühstöße mit dem Sprühzerstäuber auf die Mundschleimhaut nach der Mahlzeit.

Als Zusatzmedikation empfehle ich probiotische Bakterien und unbedingt die *Rocky-Mountain-Ur-Mikromineralien* 3-mal 2 Esslöffel täglich als Coenzyme.

Laryngitis (Kehlkopfentzündung)

Häufig entsteht eine Entzündung der Kehlkopfschleimhaut im Zusammenhang mit einer Erkältung. In 85–95 % der Fälle sind Viren die Ursache. Möglich ist aber auch eine bakterielle Infektion (meist Streptokokken). Zudem kann sich eine Laryngitis durch eine besondere stimmliche Belastung entwickeln. Die Patienten klagen i. d. R. über einen starken Husten, langanhaltende Heiserkeit, Stimmverlust und ein Trockenheitsgefühl im Hals.

Enzympräparate

BIOGENA BromeZym® Zink
3-mal 1 Kapsel über den Tag verteilt einnehmen. Das Mittel wirkt entzündungshemmend und schleimhautabschwellend. Ergänzend Vitamin C und 2 Esslöffel *Rocky-Mountain-Ur-Mikromineralien* einnehmen. Beides 2-mal täglich zur Mahlzeit.

Alternativ:

innovazym

Akut entzündlich und chronisch: Am Morgen 3 Tabletten und am Abend 4 Tabletten einnehmen jeweils 1 Stunde vor oder 3 Stunden nach der Mahlzeit. Diese Enzyme helfen dabei, Botenstoffe zu reduzieren, die die chronische Entzündung auslösen.

Alternativ:

Schlangenenzyme von Horvi EnzyMed GmbH
Orale Medikation
Hier empfehle ich den Einsatz von Ampullen mit dem Applikator Köhler® *„Sprühende Ampulle“*. Zur Verwendung von Liquida schraubt man einen Sprühkopf auf die Flasche und benetzt die Schleimhäute unter der Zunge sowie im Wangenbereich.

Enzym-X 44®
3-mal täglich 3 Sprühstöße im Abstand von 5 bis 10 Minuten vor dem Essen.

Enzym-Horvitrigon® forte liq. und *Enzym-Crotalus® forte liq.*
3-mal täglich 3 Sprühstöße im Abstand von 5 bis 10 Minuten einige Zeit nach der Mahlzeit.

Lokale Therapie
Enzym-Horvitrigon® Salbe
3-mal täglich den Kehlkopfbereich mit der Salbe äußerlich einreiben.

Ernährung
Schleimbildende Kost wie Milch- und Getreideprodukte sind zu meiden. Eine Pause von etwa 12 bis 16 Stunden zwischen den Mahlzeiten lässt den Körper mehr eigene Enzyme bilden. Das führt zu einer schnelleren Regeneration.

Ergänzend: 2-mal 1 Esslöffel *Rocky-Mountain-Ur-Mikromineralien* zu den Mahlzeiten einnehmen.

Dr. Switzers Wildkräuter-Vitalkost-Therapie

Täglich 1- bis 2-mal 1 Glas Fermentationssaft trinken und im Winter neben der empfohlenen Frischkost auch eine Knochenbrühe oder basische Suppen mit wärmenden Gewürzen wie Ingwer oder Curcuma essen. Ergänzend Vitamin C und 2 Esslöffel *Rocky-Mountain-Ur-Mikromineralien* 2-mal täglich zur Mahlzeit einnehmen.

Bioresonanz nach Paul Schmidt

43.18 Laryngitis (Kompaktprogramm)
09.04 Enzym, Bromelain
09.15 Enzyme, Cytochrome
09.24 Enzym, Phosphodiesterase
31.89 Akute lokale Entzündung
31.50 Entgiftung Grundprogramm
01.00 Vitalisierung

In der Praxis wird im Akutfall 2-mal pro Woche therapiert. Bei einer Heimanwendung mit dem *Rayocomp PS 10 med.* oder *Rayocomp PS10 basic* behandelt der Patient sich zu Hause alle 2 Tage und kommt nach 14 Tagen zum Nachtesten bzw. zur Aktualisierung der Green-Card (Chip mit Behandlungsprogramm) in die Praxis.

Lyme-Borreliose-Infektion

Eine Borrelioseerkrankung wird durch Zeckenstiche verursacht. In nur etwa 50 % der Entzündungsfälle tritt ein Erythema migrans auf, welches eine Borreliose sicher anzeigt. Frühsymptome sind z. B. Kopfschmerzen, gastrointestinale Beschwerden, Gelenks- und Gliederschmerzen, Herzmuskelentzündung, Reizleitungsstörungen, Fazialislähmungen und anderen Nervenstörungen.

In der Schulmedizin wird mit Antibiotika behandelt, wobei der Vermehrungszyklus der Borrelien zeitlich zu beachten ist. Ob die Borreliose schulmedizinisch oder naturheilkundlich oder naturheilkundlich begleitend behandelt wird, ist im Einzelfall abzuklären. Eine Zytokinbalancierung mit Enzympräparaten, Fermentsäften oder Rohkost ist auf jeden Fall förderlich für den Verlauf.

Enzympräparate

BIOGENA DoloZym® forte Gold
Akut entzündlich: 2- bis 3-mal täglich 3 Kapseln 1 Stunde vor oder 2 Stunden nach der Mahlzeit. Chronisch: 1-mal täglich 3 Kapseln 1 Stunde vor oder 2 Stunden nach der Mahlzeit.

Alternativ:

innovazym
Akut entzündlich und chronisch: Am Morgen 3 Tabletten und am Abend 4 Tabletten jeweils 1 Stunde vor oder 3 Stunden nach der Mahlzeit.

Alternativ:

Schlangenenzyme von Horvi-EnzyMed B.V.

Orale Einnahme
Hier empfehle ich den Einsatz von Ampullen mit dem Applikator Köhler® *„Sprühende Ampulle"*. Zur Verwendung von Liquida schraubt man einen Sprühkopf auf die Flasche und benetzt die Schleimhäute unter der Zunge sowie im Wangenbereich.

Nukleozym® comp. 4 und *Enzym-Bufomarin® forte*
3-mal täglich 3 Sprühstöße in den Mund im Abstand von 5 bis 10 Minuten vor dem Essen.

Enzym-Crotalus® forte liq. und *Enzym-Serpalgin® liq.*
3-mal täglich 3 Sprühstöße in den Mund im Abstand von 5 bis 10 Minuten nach dem Essen.

Enzym-Ammodytes® forte liq. und *Enzym-Latromactan® liq.*
3-mal täglich 3 Sprühstöße in den Mund im Abstand von 5 bis 10 Minuten nach dem Essen.

Lokale Therapie
Enzym-Chiroprac® Salbe und *Enzym-Serpalgin® Salbe*
Täglich als Mischung auf die schmerzenden Stellen auftragen.

Enzym-Crotalus® Salbe
3-mal täglich das Erythema migrans einreiben.

Alternativ:

Rechtsregulat Bio® nach Dr. Niedermaier
10 ml am Morgen, 10 ml am Abend unverdünnt einnehmen und eine Weile im Mund behalten. Bei Magen-Darm-Empfindlichkeit verdünnt in 1 Glas Wasser einnehmen

Wildkräuter-Vitalkost-Therapie nach Dr. Switzer

Täglich bis zu 1 Liter Fermentationssaft und zu jeder Mahlzeit 1 Esslöffel *Rocky-Mountain-Ur-Mikromineralien* konsumieren. Vormittags einen Wildkräutercocktail trinken, da zwischen 4 Uhr morgens und 12 Uhr mittags der Stoffwechsel am aktivsten, d.h. die Entgiftungsmöglichkeit am stärksten ist.

Ergänzend: 2 Esslöffel *Rocky-Mountain-Ur-Mikromineralien* 1- bis 2-mal täglich zur Mahlzeit einnehmen.

Bioresonanz nach Paul Schmidt

00.00 Analysenvorbereitung
01.00 Vitalisierung
70.40 Borreliose, Rickettsiose (Kompaktprogramm)
21.70 Borrelia afzelii
21.71 Borrelia burgdorferi
21.72 Borrelia duttoni
21.73 Borrelia garinii
21.74 Borrelia hermsii
09.04 Enzym, Bromelain
09.11 Enzym, Cytochrom 3A4
09.53 Enzym, Trypsin
09.54 Enzym, Chymotrypsin
31.89 Akute lokale Entzündung
55.41 Neuralgie (Kompaktprogramm)

In der Praxis wird im Akutfall 1-mal pro Woche therapiert. Bei einer Heimanwendung mit dem *Rayocomp PS 10 med.* oder *Rayocomp PS10 basic* behandelt der Patient sich zu Hause alle 2 Tage und kommt nach 14 Tagen zum Nachtesten bzw. zur Aktualisierung der Green-Card (Chip mit Behandlungsprogramm) in die Praxis.

Neurodermitis

Leider muss man davon ausgehen, dass die Behandlung der Neurodermitis i.d.R. Geduld erfordert, denn die Ursachen können sehr vielfältig sein. Sie reichen von psycho-/neurovegetativen Störungen, immunologischen Reaktionen auf Umweltfaktoren bis hin zu stoffwechselbedingten Entzündungen der Haut. Es ist sinnvoll, den Patienten auf Nahrungsmittelunverträglichkeiten zu testen und zu beobachten, ob es eine Veränderung seiner Beschwerden durch Vermeidung der positiv getesteten Nahrungsmittel gibt. Zudem sollte eine Fehlbesiedlung der Darmflora untersucht und ggt. probiotisch behandelt werden.

Enzympräparate

innovazym LOCAL Hautcreme
2- bis 3-mal täglich die betroffenen Hautstellen einreiben.

Ergänzen mit:
Regulatpro® Immune nach Dr. Niedermaier
20 ml 1-mal täglich pur oder in 1 Glas Wasser einnehmen und jeden Schluck eine Weile im Mund behalten.

Schlangenenzyme von Horvi EnzyMed B.V.
Orale Medikation
Hier empfehle ich den Einsatz von Ampullen mit dem Applikator Köhler® *„Sprühende Ampulle“*. Zur Verwendung von Liquida schraubt man einen Sprühkopt aut die Flasche und benetzt die Schleimhäute unter der Zunge sowie im Wangenbereich.

Nukleozym® comp. 8 und Enzym-Psy® 4 comp. 1
3-mal täglich 1 Sprühstoß peroral 5 bis 10 Minuten vor dem Essen

Im täglichen Wechsel mit:
Enzym-Horvitrigonforte® liq. Enzym-Serpalgin® liq.
3-mal täglich 1 Sprühstoß peroral 5 bis 10 Minuten nach dem Essen.

Ernährung

Unbedingt auf Milchprodukte verzichten. Zu 2 bis 3 Mahlzeiten 2 Esslöffel *Rocky-Mountain-Ur-Mineralien* einnehmen. Diese 70 Mineralien verbessern entzündliche Prozesse und den Juckreiz. Regelmäßig mit Vitamin D_3 unterstützen, eventuell noch die Vitamine B_6, B_{12} und E geben. Eine basenorientierte Kost wirkt entzündungshemmend.

Bioresonanz nach Paul Schmidt

63.20 Neurodermitis, Kompaktprogramm
09.04 Enzym, Bromelain
09.07 Enzyme, Cytochrome (Entgiftung, gesamt)
09.84 Enzym, Tyrosinase (UV-Schutz)
31.50 Entgiftung, Grundprogramm
01.00 Vitalisierung

Ödeme

Ein Ödem ist eine Wasseransammlung im Gewebe, weil Wasser aus den Gefäßsystemen (Blut- und Lymphbahnen) in das Volumen zwischen den Zellen strömt. Die betroffenen Bereiche sind meistens die Arme und Beine sowie der Bauchraum, die Lunge und sogar das Gehirn. Als Ursachen gelten z. B. Herzerkrankungen, Durchblutungsstörungen (z. B. Thrombosen), Nierenkrankheiten, Leberschwäche (Zirrhose), Krebserkrankungen und Entzündungen. Zu einer Flüssigkeitsansammlung im Bauchraum kann es z. B. durch einen Eiweißmangel bei einer Fehl-/Mangelernährung kommen. Symptome sind eine typische Verfärbung der Haut und Schwellungen in der betroffenen Region sowie Schmerzen, die durch den zunehmenden Gewebedruck entstehen. Die Zunahme z. B. des Beinumfangs entsteht meistens am Abend. Darüber hinaus gibt es noch das Lymphödem, welches durch geschädigte Lymphgefäße verursacht wird.

Bei Ödemen ist der Natriumhaushalt zu regulieren, denn ein Überschuss an Natrium führt zu einem Flüssigkeitssog in das Interstitium.

Enzympräparate

Zur Verminderung der Entzündung eignet sich die systemischen Enzymbehandlungen.

BIOGENA DoloZym forte® Gold und BIOGENA ReconZym® Gold
BIOGENA DoloZym forte® Gold 2 Wochen lang 2-mal 3 Kapseln täglich 1 Stunde vor dem Essen oder frühestens 2 Stunden danach einnehmen. Ab der 3. Woche mit *BIOGENA ReconZym® Gold* 3-mal 1 Kapsel über den Tag verteilt noch 6 Wochen lang fortgeführt. Hier ist die B-Vitamin-Versorgung gleich dabei. Ergänzend 2 Esslöffel *Rocky-Mountain-Ur-Mikromineralien* 1- bis 2-mal täglich zur Mahlzeit.

Alternativ:

innovazym
2 Wochen lang täglich 7 Kapseln einnehmen, 3 Kapseln am Morgen und 4 Kapseln am Abend jeweils 1 Stunde vor der Mahlzeit oder 3 Stunden danach. Ergänzend 2 Esslöffel *Rocky-Mountain-Ur-Mikromineralien* 1- bis 2-mal täglich zur Mahlzeit.

Alternativ:

Rechtsregulat® Bio nach Dr. Niedermaier
10 ml am Morgen, 10 ml am Abend. Unverdünnt einnehmen und eine Weile im Mund behalten. Bei Magen-Darm-Empfindlichkeit verdünnt in 1 Glas Wasser einnehmen.

Ergänzend 2 Esslöffel *Rocky-Mountain-Ur-Mikromineralien* 1- bis 2-mal täglich zur Mahlzeit.

Phytotherapie

Insbesondere die Rosskastanienextrakte sind gegen Wasser in den Beinen hilfreich, denn sie reduziert die Ödembildung durch Abdichten der Venen. Magenempfindliche Menschen sollten die Rosskastanie nach dem Essen einnehmen. Ackerschachtelhalm festigt das Bindegewebe und Steinklee reduziert das Wasser im Interstitium, außerdem lindert es Entzündungen.

Bioresonanz nach Paul Schmidt

37.15 Lymphödem (Kompaktprogramm)
31.89 Akute lokale Entzündung
09.04 Enzym, Bromelain
09.05 Enzym, Papain
09.13 Enzym, Cytochrom P450
09.53 Enzym, Trypsin
09.54 Enzym, Chymotrypsin
09.55 Enzym, Chymotrypsinogen
31.52 Entgiftung, Lymphsystem
37.13 Lymphabflussstörung
37.15 Lymphödem
37.30 Milz, Organfunktionsstärkung
31.50 Entgiftung Grundprogramm
01.00 Vitalisierung

In der Praxis wird im Akutfall 2-mal pro Woche therapiert. Bei einer Heimanwendung mit dem *Rayocomp PS 10 med.* oder dem *Rayocomp PS10 basic* behandelt der Patient sich zu Hause alle 2 Tage und kommt nach 14 Tagen zum Nachtesten bzw. zur Aktualisierung der Green-Card (Chip mit Behandlungsprogramm) in die Praxis.

Onkologische Erkrankungen

Die Idee, ein Tumorgeschehen mit Enzymen zu behandeln, ist schon sehr alt. Besonders bekannt wurde die *Gerson-Therapie* von Dr. Max Gerson, denn in seiner über 30-jährigen Arbeit zeigte sie sehr große und überzeugende Erfolge in der begleitenden Behandlung von Krebserkrankungen.

Wir haben in diesem Buch schon sehr viel von dem großen Enzympotential frischer Wildkräuter und Fermentationssäfte gehört. Genau das war auch die Idee von Dr. Gerson. In seiner Therapie setzte er überwiegend Kaffeeeinläufe und 13-mal täglich frisch gepresste Gemüsesäfte ein, die immer direkt nach dem Pressen schluckweise getrunken wurden. Ab den 1950er Jahren wurde es allerdings immer schwieriger für ihn, denn die Schulmedizin setzte vor allem auf die Entwicklung der Chemotherapie.

Dr. Gerson beobachtete die Enzymaktivität an den Erfolgen unterschiedlich verarbeiteter Säfte. Nach langsamem Pressen mit Presswalzen war die Wirkung am besten (der heutige *Slow-Juicer*). Damit lassen sich auch die Wildkräuter hervorragend zu Saft pressen. Eine Krebsheilung ist laut Dr. Gerson nur mit einer massenhaften Substitution von Enzymen möglich. Ein weiterer Aspekt in seinem Konzept waren Kaffeeeinläufe. Durch die starke Bitterkeit des Kaffees gelang es Dr. Gerson, die abführenden Gallenwege so zu weiten, dass die Leber ihre Gifte schneller und leichter ausscheiden konnte. In der Naturheilkunde sagt man: *„Ein Krebs wird in der Leber entschieden"*.

Dr. John Switzer hat diese Therapie auf wunderbare Weise für die heutige Situation umgewandelt. Statt der Gemüsesäfte setzt er Wildkräuter, Wildgemüse und die Fermentationssäfte ein, denn das heutige überzüchtete Gemüse hat kaum noch Nährwert. Eine großartige Idee, die das Heilungsvermögen potenziert.

Enzympräparate

Zur Zeit der Rohkostpioniere gab es noch Enzyminfusionen mit Papain. Heute stehen uns Präparate für die systemische Enzymtherapie in Form von Kapseln und Tabletten zur Verfügung. Zur Behandlung von Ca-Geschehen werden sie begleitend eingesetzt.

BIOGENA DoloZym® forte Gold
3-mal 3 Kapseln 1 Stunde vor oder 2 Stunden nach der Mahlzeit täglich. Ergänzend 2 Esslöffel *Rocky-Mountain-Ur-Mikromineralien* 1- bis 2-mal täglich zur Mahlzeit einnehmen.

Alternativ:

innovazym
Am Morgen 3 Tabletten und am Abend 4 Tabletten jeweils 1 Stunde vor oder 3 Stunden nach der Mahlzeit. Ergänzend 2 Esslöffel *Rocky-Mountain-Ur-Mikromineralien* 1- bis 2-mal täglich zur Mahlzeit einnehmen.

Schlangenenzyme von Horvi EnzyMed B.V.
Die Präparate von Horvi EnzyMed B.V. dienen der Begleittherapie. Unterstützend werden hochdosierte Gaben von Antioxidantien (Glutathion, Vitamin C und E) sowie entsprechende Phytotherapeutika verabreicht.

Orale Medikation
Hier empfehle ich den Einsatz von Ampullen mit dem Applikator Köhler® *„Sprühende Ampulle"*. Zur Verwendung von Liquida schraubt man einen Sprühkopf auf die Flasche und benetzt die Schleimhäute unter der Zunge sowie im Wangenbereich.

Enzym C 33® liq. und *Enzym-Horvitrigon® forte liq.*
3-mal täglich 3 Sprühstöße peroral im Abstand von 5 bis 10 Minuten nach dem Essen.

Enzym C 300® liq. und *Enzym-Crotalus® forte liq.*
3-mal täglich 3 Sprühstöße peroral im Abstand von 5 bis 10 Minuten nach dem Essen.

Nukleozyme® und *Enzym X 44® liq.*
Die *Nukleozyme* werden je nach Tumorart eingenommen.

Die Fa. Horvi EnzyMed B.V. bietet einen Beratungsservice, bei dem Anwendungsvorschläge schriftlich angefordert werden können.

Dr. Switzers Wildkräuter-Vitalkost-Therapie

2- bis 3-mal am Tag 1 Glas Fermentationssaft und 3-mal täglich einen Wildkräutercocktail. Empfohlen wird Basenkost. Das Trinken von Kombucha-Tee ist auch sinnvoll. Zu seiner Herstellung wird schwarzer oder grüner Tee mithilfe des Kombucha-Tee-Pilzes vergoren, sodass ein Getränk entsteht, das sehr viel rechtsdrehende Milchsäure enthält. Ich empfehle, das Buch *„Dr. Switzers Wildkräuter-Vitalkost-Therapie"* zu lesen und die Ernährung entsprechend auszurichten. In diesem Buch wird auch der Bio-Leber-Cocktail zur Anwendung in der Onkologie empfohlen.

Der Bio-Leber-Cocktail von Dr. Switzer

Dieser Cocktail ist ein hervorragendes Heilmittel, das nur aus natürlichen Zutaten besteht. Bis auf die mechanische Zubereitung bleiben die Zutaten unverändert. Für Krebspatienten sind kleine Mengen tierischen Eiweißes sehr wichtig, denn besonders die Leber ist bei ihnen häufig stark geschwächt. Dieses Organ kann aber mit dem Bio-Leber-Cocktail gestärkt werden. Dazu nimmt man Bio-Leber vom Kalb, Lamm, Reh, Hirsch oder Rind, weil sie eine Fülle von sehr aktiven Enzymen und entgiftungsunterstützenden Nährstoffen enthalten. Zum Erhalt der wertvollen Enzyme benutzt man ein *Slow-Juicer*, in dem frische Bio-Leber mit Tomaten, Zwiebeln, Knoblauch und anderen Gewürzen entsaftet wird. Die Leber schmeckt man kaum heraus. Dieser Saft ist ein „gigantisches" Heilmittel, denn er enthält massenweise wichtige Enzyme wie Superoxiddismutase und Glutathionreduktase, die Toxine und freie Radikale binden und unschädlich machen können. Der Bio-Leber-Cocktail enthält zudem beträchtliche Mengen an B-Komplex-Vitaminen und viel Vitamin A. Dadurch kann der Saft ein Krebsgeschehen günstig beeinflussen. Möglich ist auch die Einnahme von tierischem Vitamin A in Form von Krillölkapseln.

Restless-Legs-Syndrom (RLS)

Das RLS beschreiben die Patienten als ein Kribbeln, Brennen und unwillkürliches Zappeln der Beine, das überwiegend in der Nacht auftritt. Dazu kommt häufig ein starker Bewegungsdrang. Als Ursachen werden die Genetik, eine Nierenschwäche und auch Eisenmangel angegeben. Das Restless-Legs-Syndrom verursacht bei etwa 80 % der betroffenen Personen unerträgliche Schlafstörungen, die in vielen Fällen ein plötzliches Einschlafen am Tag verursachen.

Enzympräparate

BIOGENA ReconZym®
3-mal 1 Kapsel über den Tag verteilt mit viel Flüssigkeit außerhalb der Mahlzeiten einnehmen. Ergänzend Vitamin C und 2 Esslöffel *Rocky-Mountain-Ur-Mikromineralien* 2-mal täglich zur Mahlzeit. *Rocky-Mountain-Ur-Mikromineralien* bei Patienten, die unter einer blutverdünnenden Therapie stehen und deshalb keine Enzyme zu sich nehmen dürfen, 3-mal 2 Esslöffel jeweils zu den Mahlzeiten. Diese Mineralien wirken synergetisch, d. h. in ihrem organischen Verbund verstärkt sich ihre Wirkung im Gegensatz zu einzeln verordneten Spurenelementen und Mineralien. Als Coenzyme initiieren die *Rocky-Mountain-Ur-Mineralien* viele Enzymreaktionen, die ohne sie nicht möglich wären. Allein durch die Aktivierung der Enzyme verbessert sich nach kurzer Zeit die geistige Konzentrationsfähigkeit. Außerdem werden Schmerzen gelindert und Entzündungen gehemmt. In meiner Praxis konnte ich ebenso eine deutliche Verbesserung neurologischer Prozesse feststellen.

innovazym
Das Präparat enthält zu den Enzymen noch Vitamin C und Zink. Morgens 3 Tabletten und abends 4 Tabletten.

In der Praxis wird im Akutfall 1-mal pro Woche therapiert. Bei einer Heimanwendung mit dem *Rayocomp PS 10 med.* behandelt der Patient sich zu Hause alle 2 Tage und kommt nach 14 Tagen zum Nachtesten bzw. zur Aktualisierung der Green-Card (Chip mit Behandlungsprogramm) in die Praxis.

Schlangenenzyme von Horvi EnzyMed B.V.

Orale Einnahme

Hier empfehle ich den Einsatz von Ampullen mit dem Applikator Köhler® *„Sprühende Ampulle"*. Zur Verwendung von Liquida schraubt man einen Sprühkopf auf die Flasche und benetzt die Schleimhäute unter der Zunge sowie im Wangenbereich.

Enzym-PSY 4 und *Enzym-PKS 6*

3-mal täglich 3 Sprühstöße in den Mund im Abstand von 5 bis 10 Minuten vor dem Essen. Bei starken Beschwerden können diese Tropfen per Sprühkopf noch 1-mal vor dem Schlafengehen verabreicht werden.

Enzym-Crotalus forte liq. und *Enzym-Bitis forte liq.*

3-mal täglich 3 Sprühstöße in den Mund im Abstand von 5 bis 10 Minuten nach dem Essen.

Horvibidon

3-mal täglich 2 Kapseln (Männer).

Horviton

3-mal täglich 2 Kapseln (Frauen).

Lokale Behandlung

Horvizym-Salbe

Abends vor dem Schlafengehen die Füße damit einreiben.

Zusatzmedikation: Magnesium und Vitamin E. Ergänzend Vitamin C und 2 Esslöffel *Rocky-Mountain-Ur-Mikromineralien* 2-mal täglich zur Mahlzeit einnehmen.

Alternativ:

Rechtsregulat® Bio nach Dr. Niedermaier

10 ml am Morgen, 10 ml am Abend. Unverdünnt einnehmen und eine Weile im Mund behalten. Bei Magen-Darm-Empfindlichkeit verdünnt in einem Glas Wasser einnehmen.

Bioresonanz nach Paul Schmidt

55.44 RLS (Kompaktprogramm)
09.04 Enzym, Bromelain
09.13 Enzym, Cytochrom P 450
09.53 Enzym, Trypsin
09.54 Enzym, Chymotrypsin
09.02 Enzym, Q 10
54.50 Vegetatives Nervensystem

Schwermetallausleitung

Proteolytische Enzyme verstärken die Makrophagen- und Immunzellaktivität. Die Folge davon ist eine Anregung der Entgiftung und Ausscheidung. Dr. Hellmut Münch schreibt in seinem Buch „*Enzyme: Dein Biofaktor*" über Erfahrungen einer Firma, in der die betriebsärztlichen Untersuchungen einen erhöhten Bleiwert bei vielen Angestellten festgestellt hatten. Nach einer mehrmonatigen Behandlung mit einer halben Dosis eines Enzympräparates verbesserten sich die Schwermetallspiegel der Mitarbeiter, und zwar am meisten bei jenen, die dort am längsten tätig waren.

Enzympräparate

BIOGENA DoloZym® forte Gold
1 bis 2 Kapseln täglich mit Abstand zur Mahlzeit 1 Stunde vor oder 3 Stunden nach der Mahlzeit über den Zeitraum mehrerer Monate in Verbindung mit einer regelmäßigen Kontrolle der entsprechenden Laborparameter.

Ergänzend empfehle ich Chlorophyll in Form von Spirulina-Algen-Tabletten oder dem Milchsauer-Chlorellacocktail nach Dr. Switzer.

Dr. Switzers Wildkräuter-Vitalkost-Therapie

Täglich 1 Glas Milchsauer-Chlorellacocktail nach dem Rezept von Dr. Switzer trinken. Dazu kann man zu einer anderen Tageszeit noch ein Wildkräutercocktail nach Dr. Switzer ergänzen. Um die Leber gut in ihrer Entgiftungsarbeit zu unterstützen, werden noch Bitterstoffe wie Mariendistel gegeben oder gegebenenfalls Kaffeeeinläufe angewendet. Ergänzend: Rocky-Mountain-Ur-Mikromineralien. 2-mal täglich 1 Esslöffel zu den Mahlzeiten einnehmen.

Bioresonanz nach Paul Schmidt

Die Bioresonanz kann hier unterstützend, anamnestisch und entgiftend zur Wirkung kommen.

00.00 Analysenvorbereitung
01.00 Vitalisierung
70.58 Entgiftungsprogramm, intensiv (Kompaktprogramm)
70.56 Immunmodulation
09.04 Enzym, Bromelain
09.15 Enzyme, Cytochrome
09.53 Enzym, Trypsin
09.54 Enzym, Chymotrypsin
31.60 Entgiftung, Leber
31.12 ATP-Produktion, Dickdarm
31.16 ATP-Produktion, Dünndarm
31.29 ATP-Produktion, Leber
31.50 Entgiftung Grundprogramm
01. Vitalisierung

Da Candidapilze im Darm auch Metalle speichern, sollte hier noch ein Bioresonanztest auf Candida und bei einem positiven Befund auf jeden Fall eine Darmsanierung erfolgen. Die Bioresonanzbehandlung wird etwa alle 10 bis 14 Tage zusätzlich zur oralen Medikation durchgeführt.

Sinusitis

Sinusitiden gehören zu den sehr häufig auftretenden Erkrankungen. Es beginnt mit einem Schnupfen, der die Bewegung der Flimmerhärchen vermindert. Gleichzeitig vermehrt sich die Schleimproduktion, um die Krankheitserreger herauszuspülen. Durch die eingeschränkte Bewegung der Flimmerhärchen verbleibt ein Teil des Schleims in den Nebenhöhlen. Dieser kontaminiert sich dann mit Krankheitskeimen. Oft entwickelt sich aus einer akuten Entzündung der Nasennebenhöhlen oder der Stirnhöhlen ein chronisches Geschehen. Die Symptome sind Abgeschlagenheit, Druckkopfschmerz und eine Behinderung der Nasenatmung.

Enzympräparate

BIOGENA BromeZym Zink® 10
3-mal 1 Kapsel über den Tag verteilt. Das Präparat kann bei Erkältung, aber auch prophylaktisch dafür gegeben werden. Es wirkt entzündungshemmend und abschwellend auf die Schleimhäute. Ergänzend Vitamin C und 2 Esslöffel *Rocky-Mountain-Ur-Mineralien* 2-mal täglich zur Mahlzeit einnehmen.

Alternativ:

Rechtsregulat® Bio nach Dr. Niedermaier
Akut bei Sinusitiden: Rechtsregulat® Bio kann mit 4 Teilen destilliertem Wasser verdünnt direkt als Nasenspray verwendet werden. Bei tränenden Augen kann man ein Wattepad mit dieser Lösung auf die geschlossenen Augenlider legen.

Alternativ:

Schlangenenzyme von Horvi EnzyMed B.V.
Orale Medikation
Hier empfehle ich den Einsatz von Ampullen mit dem Applikator Köhler® *„Sprühende Ampulle"*. Zur Verwendung von Liquida schraubt man einen Sprühkopf auf die Flasche und benetzt die Schleimhäute unter der Zunge sowie im Wangenbereich.

Enzym-Horvitrigon forte und Enzym-Elaps forte
3-mal täglich 3 Sprühstöße peroral im Abstand von 5 bis 10 Minuten nach dem Essen.

Im täglichen Wechsel mit:
Enzym-Crotalus forte und Enzym-Serpalgin
3-mal täglich 3 Sprühstöße peroral im Abstand von 5 bis 10 Minuten nach dem Essen.

Lokale Therapie
Enzym-Serpalgin-Salbe
2-mal täglich etwas Salbe in die Nasenöffnung einbringen und hochmassieren oder hochschnauben.

Alternativ:

Apitherapie

Bienenprodukte enthalten sehr wertvolle Enzyme. Es hat sich in meiner Praxis sehr bewährt, Nasentropfen aus Propolis zu verwenden. Dazu kauft man eine gesättigte Lösung alkoholischer Propolistropfen oder eine mit Glycerin versetzte antialkoholische Lösung aus einer Bioimkerei, gibt 10 Tropfen davon in ein 20 ml-Fläschchen und füllt mit 20 ml destilliertem Wasser auf. Die alkoholische Lösung hat einen höheren Sättigungsgrad. Verschlossen wird das Fläschchen mit einem Pipettendeckel. Ein Sprühkopf funktioniert leider nicht, da Propolis klebt und ihn sehr schnell undurchlässig macht. Die Tropfen werden in die Nase gegeben, hochgezogen und zusätzlich von außen auf dem Nasennebenhöhlen- und Stirnhöhlenbereich einmassiert.

Achtung!
Führen Sie bei Bienenprodukten immer zuerst einen Allergietest durch. Dazu geben Sie einen Tropfen der Propolislösung in die Ellenbeuge des Patienten und warten, ob es eine Reaktion gibt. Jedes Mal, wenn Sie ein neues Fläschchen Propolislösung anbrechen, sollten Sie diesen Test wiederholen. Der Grund dafür ist, dass bei der Produktion mitunter ein Teil vom Hinterleib einer Biene mit hineingeraten kann. Dann enthalten die Tropfen Bienengift, das nicht jeder verträgt.

Ernährung
Schleimbildende Kost wie Getreide und Milchprodukte vermeiden. Die körpereigene Enzymbildung wird angeregt, wenn 1-mal am Tag mindestens 16 Stunden Pause zwischen den Mahlzeiten eingehalten wird.

Bioresonanz nach Paul Schmidt

00.00 Analysenvorbereitung
01.00 Vitalisierung
43.11 Rhinitis, akut
43.15 Sinusitis, akut
09.04 Enzym, Bromelain
09.15 Enzyme, Cytochrome
09.24 Enzym, Phosphodiesterase
31.50 Entgiftung, Grundprogramm
01.00 Vitalisierung

Ergänzend Vitamin C und 2 Esslöffel *Rocky-Mountain-Ur-Mineralien* 2-mal täglich zur Mahlzeit einnehmen.

Der Patient wird im Akutfall 2-mal pro Woche einbestellt und in der Praxis behandelt. Bei einer Heimanwendung mit dem *Rayocomp PS 10 med.* oder dem *Rayocomp PS10 basic* behandelt sich der Patient zu Hause 2- bis 3-mal pro Woche und kommt nach 14 Tagen zum Nachtesten bzw. zur Aktualisierung der Green-Card (Chip mit Behandlungsprogramm) in die Praxis.

Tennisarm

Als Tennisarm wird eine entzündliche und degenerative Veränderung des Knochenfortsatzes am Gelenkkopf im Außenbereich des Ellenbogens bezeichnet. Aufgrund von Überanstrengungen entstehen Mikrotraumen, die zu Einrissen an den Sehnen führen. Dadurch entsteht ein lokaler Druckschmerz. Bei Anspannung der betreffenden Muskeln kommt es zu ausstrahlenden Schmerzen.

Enzympräparate

BIOGENA DoloZym® forte Gold
Akut entzündlich: 2- bis 3-mal 3 Kapseln 1 Stunde vor oder 2 Stunden nach der Mahlzeit. Chronisch: 1-mal täglich 3 Kapseln 1 Stunde vor oder 2 Stunden nach der Mahlzeit. Ergänzend 2 Esslöffel *Rocky-Mountain-Ur-Mikromineralien* 1- bis 2-mal täglich zur Mahlzeit einnehmen.

innovazym
Akut entzündlich und chronisch: Am Morgen 3 Tabletten und am Abend 4 Tabletten jeweils 1 Stunde vor oder 3 Stunden nach der Mahlzeit. Ergänzend 2 Esslöffel *Rocky-Mountain- Ur-Mikromineralien* 1- bis 2-mal täglich zur Mahlzeit einnehmen.

innovazym LOCAL (Hautcreme)
2- bis 3-mal täglich die betroffenen Hautstellen einreiben

Rechtsregulat® Bio nach Dr. Niedermaier
10 ml am Morgen, 10 ml am Abend. Unverdünnt einnehmen und eine Weile im Mund behalten. Bei Magen-Darm-Empfindlichkeit verdünnt in 1 Glas Wasser einnehmen. Vor dem Gebrauch sollte die Flasche geschüttelt werden. Zur besseren Heilung kann man zusätzlich ein Umschlag mit Rechtsregulat Bio um den Arm wickeln.

Alternativ:

Schlangenenzyme von Horvi EnzyMed B.V.
Lokale Therapie
Enzym-Chiroprac-Salbe und Enzym-Serpalgin-Salbe
Die Salben täglich als Mischung morgens und abends einreiben.

Ergänzend: *Rocky-Mountain-Ur-Mikromineralien* 2-mal täglich 1 Esslöffel zu den Mahlzeiten einnehmen. Mineralien aktivieren die Wirkkraft von Vitaminen, die als Coenzyme gebraucht werden.

Dr. Switzers Wildkräuter-Vitalkost-Therapie

Fermentationssaft und Wildkräutercocktail nach Dr. Switzer
2- bis 3-mal am Tag 1 Glas Fermentationssaft und 1-mal täglich einen Wildkräutercocktail. Empfohlen wird Basenkost. Alle 2 Tage entweder 1 Tasse Knochenbrühe oder Beerengrütze mit Biogelatine. Ich empfehle, das Buch *„Dr. Switzers Wildkräuter-Vitalkost-Therapie"* zu lesen und die Ernährung langfristig entsprechend auszurichten. Das kann auch ein paarmal im Jahr wie eine Kur in den Alltag eingebaut werden.

Bioresonanz nach Paul Schmidt

53.12 Knochenentzündung (Kompaktprogramm)
53.28 Bandentzündung/Sehnenscheidenentzündung
31.30 ATP, Muskeln
31.31 ATP, Knochen
31.89 Akute, lokale Entzündung
09.04 Enzym, Bromelain
09.15 Enzyme, Cytochrome
09.53 Enzym, Trypsin
09.54 Enzym, Chymotrypsin
09.55 Enzym, Chymotrypsinogen
09.73 Enzym, Peptidyl-Arginin-Deiminase
09.74 Enzym, Hyaluronidase
31.50 Entgiftung Grundprogramm
01.00 Vitalisierung

Meine Erfahrung ist, dass eine Entzündung schneller gehemmt wird, wenn mach diese Programme zusätzlich zur Medikation einsetzt. In der alleinigen Behandlung mit der Bioresonanz ist ebenfalls eine Entzündungshemmung und Schmerzreduktion zu beobachten.

In der Praxis wird im Akutfall 2-mal pro Woche therapiert. Bei einer Heimanwendung mit dem *Rayocomp PS 10 med.* oder dem *Rayocomp PS10 basic* behandelt der Patient sich zu Hause alle 2 Tage und kommt nach 14 Tagen zum Nachtesten bzw. zur Aktualisierung der Green-Card (Chip mit Behandlungsprogramm) in die Praxis.

Virusinfektionen

Schon kurz nach dem 2. Weltkrieg hatte der Enzymforscher Max Wolf die Idee, Enzyme gegen Viren einzusetzen. Damals heilte er mit systemisch wirkenden Enzymen Milchkühe von Papillomatose. Später übertrug er seine Erfahrungen auf die Behandlung von mit Viren befallenen Pflanzen. Ich selbst habe schon vor über 30 Jahren fermentierte Kräuterbrühen (Wildkräuterenzyme) in Eimern angesetzt, um meine Gemüsepflanzen im Garten zu stärken. Max Wolf dachte damals, dass Enzyme das Eindringen von Viren in Wirtszellen erschweren, indem sie die Anhaftungsmoleküle der Viren auflösten. Das ist widerlegt. Heute ist bekannt, dass Enzyme Viruserkrankungen verhindern oder mildern, weil sie das Immunsystem stärken. Aktuell haben wir noch kein chemisch hergestelltes Medikament, dass in der Lage ist, Viren im Organismus abzutöten, so wie Antibiotika etwa Bakterien. Es gibt Enzyme, die neben der Stärkung des Immunsystems auch die Entzündungen lindern oder ausheilen können, die als Begleiterscheinungen einer Virusinfektion auftreten. Das beschleunigt die Regeneration nach einer solchen Erkrankung sehr.

Enzympräparate

Hier sind die systemischen Präparate angesagt.

BIOGENA DoloZym® forte Gold

2 Wochen lang 2-mal 3 Kapseln täglich 1 Stunde vor dem Essen oder frühestens 2 Stunden danach einnehmen. Ab der 3. Woche noch 6 Wochen lang 1-mal 3 Kapseln *BIOGENA DoloZym® forte Gold* täglich 1 Stunde vor oder frühestens 2 Stunden danach substituieren.

B-Vitamine (als Co-Enzyme)

Zur Behandlung gehört eine ausreichende Versorgung mit B-Vitaminen, bei der zu beachten ist, dass Vitamin B12 als Spray, Sublingualtablette oder Injektion intensiver aufgenommen wird. Vorab empfehle ich, einen Laborbefund über den Vitamin-B-Status zu erstellen.

L-Lysin 500 mg Fa. Vitamin Express (zur Verbesserung der Wirkung)
Täglich 3-mal 2 Kapseln über 4 Wochen ist für eine nachhaltigere Ausheilung bei allen Herpes-Viren unerlässlich.

Ergänzend 2 Esslöffel *Rocky-Mountain-Ur-Mikromineralien* 1- bis 2-mal täglich zur Mahlzeit einnehmen.

Alternativ:

innovazym
6 Wochen lang täglich 7 Kapseln einnehmen, 3 Kapseln am Morgen und 4 Kapseln am Abend jeweils 1 Stunde vor der Mahlzeit oder 3 Stunden danach. Für die B-Vitamin- und L-Lysin-Versorgung gelten die o.g. Angaben (siehe B-Vitamine und L-Lysin).

Ergänzend 2 Esslöffel *Rocky-Mountain-Ur-Mikromineralien* 1- bis 2-mal täglich zur Mahlzeit einnehmen.

Alternativ:

BIOGENA DoloZym® forte Gold und BIOGENA ReconZym® Gold
Beginnend mit *BIOGENA DoloZym® forte Gold* 2-mal 3 Kapseln täglich mit Abstand zu den Mahlzeiten (siehe oben) wird die Therapie ab der 3. Woche mit *BIOGENA ReconZym® Gold* 3-mal 1 Kapsel über den Tag verteilt noch 6 Wochen lang fortgeführt. Hier ist die B-Vitamin-Versorgung gleich mit enthalten. L-Lysin 500 mg 3-mal 2 Kapseln gehören auch dazu.

Alternativ:

Rechtsregulat Bio nach Dr. Niedermaier
10 ml am Morgen, 10 ml am Abend. Unverdünnt einnehmen und eine Weile im Mund behalten. Bei Magen-Darm-Empfindlichkeit verdünnt in 1 Glas Wasser einnehmen. Vor dem Gebrauch sollte die Flasche geschüttelt werden.

Alternativ:

Schlangenenzyme von Horvi EnzyMed B.V.
Orale Medikation

Hier empfehle ich den Einsatz von Ampullen mit dem Applikator Köhler® *„Sprühende Ampulle“*. Zur Verwendung von Liquida schraubt man einen Sprühkopf auf die Flasche und benetzt die Schleimhäute unter der Zunge sowie im Wangenbereich.

Nukleozym® comp. 8 und Enzym-Bufomarin forte
3-mal täglich 3 Sprühstöße peroral im Abstand von 5 bis 10 Minuten vor dem Essen und im 2-tägigen Wechsel.

Enzym-Crotalus forte liq. und Enzym-Mokassin forte liq.
3-mal täglich 3 Sprühstöße peroral im Abstand von 5 bis 10 Minuten nach dem Essen.

Im täglichen Wechsel mit:

Enzym-Horvitrigon forte liq. und Enzym-Serpalgin liq.
3-mal täglich 3 Sprühstöße peroral im Abstand von 5 bis 10 Minuten nach dem Essen.

Lokale Therapie
Enzym-Serpalgin Salbe
3-mal täglich auf die betroffenen Stellen auftragen (nur auf geschlossene oder schon abgetrocknete Bläschen).

Ergänzend: *Rocky-Mountain-Ur-Mikromineralien* 2-mal täglich 1 Esslöffel zu den Mahlzeiten einnehmen.

Alternativ:

Dr. Switzers Wildkräuter-Vitalkost-Therapie

Täglich bis zu 1 Liter Fermentationssaft und zu jeder Mahlzeit 2 Esslöffel *Rocky-Mountain-Ur-Mikromineralien* konsumieren. Dazu kann es noch einen Wildkräutersprossen- und Gemüsesaft geben: Salat und Gartenkräuter nach Wahl mit 1 Tasse Mungbohnen- oder Linsensprossen, Gurke, Kohlblättern, Paprika, Mangold, einem Apfel und einer Zitrone langsam im *Slow Juicer* entsaften. Hier haben wir wertvolle Sprossenenzyme, Chlorophyll, Phytonähr- und Mineralstoffe in einer Mahlzeit.

Dr. John Switzer hat die natürlichen Enzymtherapien auf Ernährungsbasis in besonders leicht verständlicher sowie sehr fundierter und übersichtlicher Weise in seinen Büchern erklärt. Deshalb empfehle ich, diese Therapie aus seinen Büchern zu lernen und umzusetzen.

Für mich bleibt die Roh- und Naturkost aus Wildkräutern, Gemüsen, Wildfrüchten, samenfesten Erzeugnissen aus dem Bioanbau in Verbindung mit den nötigsten tierischen Produkten (z. B. Fleischbrühen), der Königsweg zur Heilung fast aller chronischen Krankheiten.

Bioresonanz nach Paul Schmidt

Da insbesondere bei Virusinfektionen das Epstein-Barr-Virus sehr oft vorkommt, verwende ich es hier als Beispiel. Das Programm kann im Falle einer Behandlung anderer Viren gegen das jeweilig gemessene Virusprogramm getauscht werden.

00.00 Analysenvorbereitung
01.00 Vitalisierung
70.43 Pfeiffersches Drüsenfieber, chronisch
31.89 Akute lokale Entzündung
31.10 ATP-Produktion, gesamt
31.24 ATP-Produktion, Thymus
31.30 ATP-Produktion, Milz
09.04 Enzym, Bromelain
09.15 Enzyme, Cytochrome
09.53 Enzym, Trypsin
09.54 Enzym, Chymotrypsin
70.56 Immunmodulation (Kompaktprogramm)
31.50 Entgiftung Grundprogramm
01.00 Vitalisierung

In der Praxis wird im Akutfall 2-mal pro Woche therapiert. Bei einer Heimanwendung mit dem *Rayocomp PS 10 med.* oder *Rayocomp PS10 med* behandelt der Patient sich zu Hause alle 2 Tage und kommt nach 14 Tagen zum Nachtesten bzw. zur Aktualisierung der Green-Card (Chip mit Behandlungsprogramm) in die Praxis.

Warzen

Gewöhnliche Warzen treten überwiegend an den Händen und Füßen auf, besonders häufig bei Kindern und Jugendlichen. Die Oberfläche ist rau und zerklüftet und wird meistens als ein kosmetisches Problem angesehen. Verursacht werden Warzen durch eine Virusinfektion der Haut mit humanen Papillomviren (HPV).

Enzympräparate

Propolis Honigmanufaktur Eggers Himmelsthür
Propolis aus dem Bienenstock wirkt viruzid, bakterizid und fungizid. Es enthält Enzyme und auch Salicylsäure. Propolistropfen in einer gesättigten Lösung (in Glycerin oder in Alkohol gelöst) sind ein gängiges Mittel zur Warzenentfernung. Die Tropfen werden auf die Warze aufgetragen und eingerieben.

Schlangenenzyme von Horvi-EnzyMed B.V.
Orale Medikation
Hier empfehle ich den Einsatz von Ampullen mit dem Applikator Köhler® „*Sprühende Ampulle*". Zur Verwendung von Liquida schraubt man einen Sprühkopf auf die Flasche und benetzt die Schleimhäute unter der Zunge sowie im Wangenbereich.

Enzym-C33 liq. und Enzym-X 44
3-mal täglich 3 Sprühstöße peroral 5 bis 10 Minuten vor dem Essen. Die Tropfen mindestens 1 Minute im Mund behalten.

Lokale Therapie
Horvizym®-Salbe 3-mal täglich auf die Warzen auftragen und einreiben.

Dr. Switzers Wildkräuter-Vitalkost-Therapie

Ein Integrieren dieser Kost in die tägliche Ernährung stabilisiert das Immunsystem nachhaltig. Fermentationssäfte mit ihrem hohen Gehalt an rechtsdrehender Milchsäure entgiften und bauen Entzündungen ab.

Bioresonanz nach Paul Schmidt

00.00 Analysenvorbereitung
01.00 Vitalisierung
Viren (gesamt)
22.10 Doppelstrang-DNA-Viren
22.18 Humanes-Papilloma-Virus (HPV)
23.70 Warzen (gesamt)

Hier erfolgt eine Bioresonanztestung auf Alters-, Dell-, Feig-, Flach-, Fußsohlen- und Pinselwarzen sowie juvenile und vulgäre Warzen. Das entsprechend ausgetestete Programm wird anschließend verwendet.

09.04 Enzym, Bromelain
09.15 Enzyme, Cytochrome
09.13 Enzym, Cytochrom P 450
31.38 ATP, Haut
31.50 Entgiftung (Grundprogramm)
01.00 Vitalisierung

In der Praxis wird im Akutfall 2-mal pro Woche therapiert. Bei einer Heimanwendung mit dem *Rayocomp PS 10 med.* oder *Rayocomp PS10 basic* behandelt der Patient sich zu Hause alle 2 Tage und kommt nach 14 Tagen zum Nachtesten bzw. zur Aktualisierung der Green-Card (Chip mit Behandlungsprogramm) in die Praxis.

Zystitis akut und chronisch

Eine Zystitis ist eine Entzündung der Blasenschleimhaut, manchmal auch der ganzen Blasenwand, meist durch aufsteigende Bakterien, Pilze und Viren verursacht. Die Erkrankung kann durch Flüssigkeitsmangel oder mechanische Reizung getriggert werden. Bei allen akuten und chronischen Entzündungen ist die systemische Enzymtherapie hilfreich, da sie das ganze System stabilisiert und regeneriert.

Enzympräparate

BIOGENA DoloZym® forte Gold
Akut entzündlich: 2- bis 3-mal täglich 3 Kapseln 1 Stunde vor oder 2 Stunden nach der Mahlzeit. Chronisch: 1-mal täglich 3 Kapseln 1 Stunde vor oder 2 Stunden nach der Mahlzeit. Ergänzend 2 Esslöffel *Rocky-Mountain-Ur-Mikromineralien* 1- bis 2-mal täglich zur Mahlzeit einnehmen.

Alternativ:

innovazym
Akut entzündlich und chronisch: Am Morgen 3 Tabletten und am Abend 4 Tabletten jeweils 1 Stunde vor oder 3 Stunden nach der Mahlzeit. Ergänzend 2 Esslöffel Rocky-Mountain- Ur-Mikromineralien 1- bis 2-mal täglich zur Mahlzeit einnehmen.

Bei Blasenentzündungen gebe ich noch zusätzlich das homöopathische Komplexmittel *Dulcamara S Phcp® von Fa. Phönix Laboratorium GmbH.*

Schlangenenzyme von Horvi EnzyMed B.V.
Orale Medikation
Hier empfehle ich den Einsatz von Ampullen mit dem Applikator Köhler® *„Sprühende Ampulle"*. Zur Verwendung von Liquida schraubt man einen Sprühkopf auf die Flasche und benetzt die Schleimhäute unter der Zunge sowie im Wangenbereich.

Enzym-Horvitrigon forte liq. und Enzym-C 300
3 Sprühstöße peroral im Abstand von 5 bis 10 Minuten nach dem Essen.

Im täglichen Wechsel mit:

Enzym-Crotalus forte und Enzym-Mokassin forte
3 Sprühstöße peroral im Abstand von 5 bis 10 Minuten nach dem Essen.

Unterstützend Blasen-Nierentee und/oder *Rocky-Mountain-Ur-Mikromineralien*. 2-mal täglich 1 Esslöffel zu den Mahlzeiten einnehmen.

Dr. Switzers Wildkräuter-Vitalkost-Therapie

1 bis 2 Gläser Rote-Beete-Fermentationssaft mit 2 Esslöffeln Ur-Mikromineralien.

Das Getränk hilft gegen heftige Entzündungen, da die fermentierte Rote Beete organische Nitratverbindungen enthält, die in Stickstoffoxid umgewandelt sind. Das Stickstoffoxid sorgt für eine Entspannung der Gefäßmuskulatur, wodurch die Durchblutung und die Entgiftung gefördert werden.

Bioresonanz nach Paul Schmidt

45.35 Zystitis/Harnblasenentzündung (Kompaktprogramm)
09.04 Enzym, Bromelain
09.05 Enzym, Papain
09.15 Enzyme, Cytochrome
09.53 Enzym, Pancreas-Trypsin
09.54 Enzym, Chymotrypsin
09.55 Enzym, Chymotrypsinogen
31.89 Akute lokale Entzündung
31.50 Entgiftung Grundprogramm
01.00 Vitalisierung

Meine Erfahrung und die vieler meiner Kollegen zeigt eine schnellere Hemmung von Entzündungen, wenn die o.g. Programme zusätzlich zur Medikation eingesetzt werden. In der alleinigen Bioresonanzbehandlung ist bereits eine Entzündungshemmung und Schmerzreduktion zu beobachten.

In der Praxis wird im Akutfall 2-mal pro Woche therapiert. Bei einer Heimanwendung mit dem *Rayocomp PS 10 med.* behandelt der Patient sich zu Hause alle 2 Tage und kommt nach 14 Tagen zum Nachtesten bzw. zur Aktualisierung der Green-Card (Chip mit Behandlungsprogramm) in die Praxis.

Anhang

Pioniere der Enzymforschung und der Rohkosternährung

Zum Ausklang möchte ich noch die Historie der Enzymforschung anführen. Sie zeigt uns die Entwicklung der Präparate über Jahrhunderte.

Pioniere der Enzymforschung

Rene' Antoine Reaumur (1683–1757), Naturforscher
Suche nach dem Mechanismus der Verwandlung von Nahrung.

Lazzaro Spallanzani (1729–1799), Naturforscher
Unterstützung der Versuche von Reaumur. Forschung mit Magensaft von Vögeln.

Jean Senebier (1742–1809), Pfarrer und Naturforscher
Heilte Wunden mit tierischem Magensaft und dachte, dass die Salzsäure die Ursache sei.

Theodor Schwann (1810–1882), Physiologe
Isolation von Pepsin aus Magensaft.

Jöns Jakob Berzelius (1779–1848), Chemiker
Das katalytische Prinzip. Theoretische Überlegungen zu dem vorher Erforschten.

Louis Pasteur (1822–1895), Chemiker und Mikrobiologe
Innerhalb einer Zelle wirken Biokatalysatoren! Diese werden als Fermente bezeichnet. Außerhalb der Zelle wirkende Biokatalysatoren (Gärung-Bierherstellung).

Max Wolf (1885–1976), Arzt
Zusammenarbeit mit Freund in Wien. Erste Arbeit mit Chymotrypsin und Plasmin in vitro. In vivo – Tumore erfahren durch Spritzen dieser Enzyme Zerstörung maligner Zellen. Aus der Zusammenarbeit von Wolf und Benitez entsteht die Kombination von pflanzlichen und tierischen Enzymen.

Max Wolf war ein Universalgenie mit sieben Doktortiteln (Techniker, Maler, Mediziner). Reist zu seinem Bruder nach Amerika, studiert dort Medizin (HNO und Gynäkologie). Interesse an Hormondrüsen, schreibt Buch über Endokrinologie. Wolf schafft die Grundlagen für die Gentechnologie (Unterstützung von Henry Wallace, dem Vizepräsidenten der USA). Kontakt zu Freund und Kaminer, die die Normalsubstanz (Enzyme) entdeckten. Nach dem Tod Freunds Erforschung der Normalsubstanz. Erkenntnis: Hydrolasen bewirken Gesundung, wenn die richtige Art, Menge und Qualität gegeben wird. Es folgen intensive Forschungen gemeinsam mit Helene Benitez: Ein Gemisch aus geeigneten Hydrolasen pflanzlicher und tierischer Enzyme (Wolf-Benitez-Enzymgemische) wird gefunden. Es stellt sich als sehr wirksam heraus.

Max Wolf sagte schon damals voraus, dass Enzyme später erfolgreich in der Behandlung von Thrombosen, Entzündungen, Virusinfektionen und in der Onkologie angewendet werden. Ende der 1950er Jahre lernt Wolf Karl Ransberger kennen, der zu dieser Zeit Vitaminforschung betreibt. Sie beschäftigen sich mit der Resorption von Vitaminen und Enzymen im Darm. Wolf hatte ein Lebensziel von 100 Jahren. Mit 91 bekam er Magenkrebs. Die Enzyme heilten den Krebs, seine Nieren waren aber inzwischen zu schwach für die Entgiftung.

Karl Ransberger (1931–2001), Biologe
Wissenschaftlicher Erbe von Wolf. Lebte ganz für die Enzym- und Vitaminforschung. Sein Ziel: Enzympräparate für die Allgemeinheit, Wirksamkeit und Unbedenklichkeit. Gründung der Medizischen Enzymforschungsgesellschaft MEF. Gründung von Mucos Pharma (Wobenzym®). Kennenlernen von Hellmut Münch, der sein Ziehsohn wird. Entwicklung von Phlogenzym®. Im Jahr 2000: Planung von Wobenzym® Phyto.

Dr. Hellmut Münch, Arzt und Leiter Medizinischen Enzymforschungsgesellschaft
Er ist Mitentwickler des Phlogenzyms®. 2005 Entwicklung des Innovazym auf der Basis des im Jahr 2000 geplanten Wobenzym® Phyto. Die MEF entwickelte auch Enzympräparate der Firma BIOGENA (Österreich).

Die Rohkostpioniere

Da die Menschheit immer mehr Lebensmittel denaturierte, musste in den letzten 100 Jahren regelrechte Pionierarbeit geleistet werden. Auffällig ist, dass diese Rohkostpioniere alle sehr gläubig waren. Die meisten berichteten deshalb über die segensreiche Wirkung der Rohkost auf Seele und Geist. Der *Peacefood-Gedanke* war für diese Menschen ganz normal.

Dr. med. Maximilian Oskar Bircher-Benner (1867–1939), Arzt
Bircher-Benner achtete als Ganzheitsmediziner auch auf die Gesetze der Natur. In seiner ersten Praxiszeit erlebte er mit den im Studium gelernten Methoden Enttäuschungen.

Patientin mit Magensenkung – kein Erfolg! Bis er genau das verordnete, was in diesem Fall als verboten galt: rohes Obst, Gemüse, Salat und Nüsse. Frische Nahrung galt als schwerverdaulich und man kochte alles, weil man Bakterien fürchtete. Daraus entstanden die wertlosen Magen-Darm-Schondiäten, die wir heute noch kennen. Bircher-Benner erkannte, dass die Gesetze der Ordnung im ganzen Kosmos gültig sind – auch bei der Ernährung. 1897 gründete er in Zürich eine Rohkostklinik. Seine Idee: Die Heilwirkung der rohen Pflanzenkost in Verbindung mit einem geordneten Leben.

- Führt man dem atomaren Aufbau der Nahrung durch jegliche Eingriffe Unordnung zu, so wird diese auch den menschlichen Körper in Unordnung (Krankheit) führen.
- Eine abgewertete Nahrung stellt die ernsteste Ursache seelischer und körperlicher Erkrankung sowie konstitutioneller Entartung dar.
- Frischkost ist Lichtnahrung erster Ordnung.
- Feuerkost verliert gespeicherte Lichtenergie.
- Das tierische Produkt ist als Lichtträger wertlos.
- Sonnenlicht organisiert das Leben der Nahrung.
- Die nährende Energie besteht nicht aus Wärmeenergie (Kalorien), sondern aus Kompositionen von Lichtquanten.
- Biophotonen regulieren das gesunde Wachstum und die biochemischen Abläufe.
- Es wurde angenommen, dass dieses Licht genetische Informationen überträgt.

Prof. Dr. med. Werner Kollath (1892–1970), Bakteriologe, Hygieniker und Ernährungsforscher
Kollath belegte die Beobachtungen von Bircher-Benner mit wissenschaftlichen Experimenten. Er bezeichnete Krankheiten nicht als Schicksalsschläge, sondern als Folge der Nichtbeachtung der Naturgesetze und unterschied Lebensmittel (unverändert, mechanisch oder fermentativ verändert) von Nahrungsmitteln (erhitzt, konserviert, präpariert).

Prof. Arno Ehret (1866–1922), Naturheilkundler
Besuchte neben dem Medizinstudium eine Schule für Naturheilkunde. Er betonte vor über 100 Jahren, dass allopathische Medikamente eine Vergiftung verursachen. Ehret konnte bei hunderten von Patienten Ausscheidungen von Medikamenten durch vegetarische Rohkost feststellen, die teilweise bis zu 40 Jahre im Körper eingelagert waren. Übergewichtige, kranke Menschen bezeichnete er als „lebende Jauchegrube“. Seine Heilerfolge mit der Enzymkost erfolgten bei unterschiedlichen Symptomen wie Entzün-

dungen, Kropf, Gicht, Stottern, Geschwüren oder Geisteskrankheiten. Bei Nerven- und Geisteskrankheiten kennen wir auch in der Ayurveda die Entgiftung des Gehirns über den Ölguss. Prof. Ehret ist ein großer Verfechter von Fastenkuren. Als größten Fehler („Wahnsinn der Menschheit") bezeichnete er einen hohen Eiweißkonsum.

Wesentliche Faktoren seiner Heilkunde sind:

- Bildung von gesundem Blut.
- Tierische Nahrungsmittel bilden kein menschliches Blut, da der Mensch von Natur aus ein Früchteesser ist.
- Tiere fressen Fleisch frisch und roh.
- Mit gesundem Blut erwacht das Bewusstsein zu einem wahren Selbstbewusstsein. Ehret: *„Sie werden in Ihrem Körper das Schwingen von Lebenskraft spüren, wie einen elektrischen Strom, der Sie herrlich schüttelt."*

In seinem Buch *Die schleimfreie Heilkost* schreibt er: *„Jede Krankheit ist eine Verstopfung des gesamten Leitungssystems. Die Ansammlungspunkte sind Zunge, Magen und der gesamte Verdauungstrakt. Es handelt sich um Schleim aus unverdauten, nicht ausgeschiedenen Nahrungsbestandteilen."*

Dr. Ragnar Berg (1873–1956), Chemiker und Ernährungswissenschaftler
Er erwähnt den Begriff des „Puddingvegetariers", der überwiegend durch Verarbeitung denaturierte Kost zu sich nimmt. Das entspricht heute dem Angebot der Veganläden mit ihren nachgeahmten „Wurst"-Spezialitäten und nicht-fermentierten Sojaprodukten. Ein großer Bestandteil ist billigstes Weizeneiweiß. Dr. Berg macht auf den großen Wert von Gemüse als Basen- und Vitaminspender aufmerksam. Bei Vereiterungen hatte er schnelle und nachhaltige Erfolge mit frischem grünem Blattgemüse und Gras. Er nannte es „Wunderheilung".

Dr. med. Hans Kaunitz (1905–1996) und Prof. Dr. med. Hans Eppinger (1879–1946), Ärzte, Ernährungsforscher, Autoren
Sie erforschten gemeinsam die Heilwirkung der vegetarischen Rohkost an der Universitätsklinik in Wien. Eppinger: *„Der wichtigste Ort der Ernährung ist der Stoffwechsel zwischen den Kapillaren und Zellen. Ein Stoffaustausch der gleichzeitig an Billionen Stellen im Körper abläuft. Nährstoffe gelangen über das Blut durch die Kapillare in die Zelle."*

Es gelang ihnen der Nachweis, dass die gesunde Zelle autonom wählt, welche Nährstoffe sie für ihre optimale Funktion braucht. Hier haben wir wieder das „Ordnungsprinzip"! Die Kraft des Wahlvermögens zeigt das Maß der Lebendigkeit.

Die gesunde Zelle verschließt sich einer zu hohen Zufuhr von Kochsalz und Kalium aus dem Blut. Eine kranke Zelle nimmt vermehrt Kochsalz aus der Nahrung auf. Die Folgen davon sind:

1. Die mikroelektrische Spannung der Zelle sinkt, denn die Ordnung und der Zellstoffwechsel sind gestört.
2. Die Kapillargefäße verkrampfen sich wie durch überschüssige Säure.

Gesunde Zellspannung zurückerlangen
Durch rohe vegetarische Ernährung normalisiert sich die mikroelektrische Spannung der Zellen und der Kapillaren. Außerdem stellt sich die Streckung der gekrümmten, degenerierten Bluthaargefäße ein. Die Gabe eines Mineralsalzgemisches aus Kalium und Phosphor (Antagonisten zu NaCl) allein funktioniert leider nicht gut. Anfang des 20. Jahrhunderts wurde ein täglicher Verbrauch von 10 g NaCl/Tag empfohlen. Der tatsächliche Bedarf ist allerdings 20-mal geringer.

Eppinger: *„Enzymreiche Kost sollte bei allen Krankheiten gegeben werden. Die Frischkost bewirkt das Auflösen schädlicher Kochsalzanreicherungen und füllt die Kaliumdepots im Körper wieder auf. Herzkranke Patienten mit großen Ödemen zeigten überraschend schnelle Genesung, wenn die Salzausschwemmung in den ersten Tagen 100–200 g erreichte."*

Viktor Kulvinskas (geb.1939), Heilpraktiker, Ernährungsberater
„Der Körper wird geheilt, wenn er mit der Nahrung und dem Leben Liebe erfährt."

Kulvinskas empfiehlt Weizengrassaft mit folgenden Wirkungen:

1. Verbessert das Blutbild
2. Korrigiert den Säure-Basen-Haushalt des Körpers
3. Wirkt schmerzlindernd (auch äußerlich angewendet)
4. Sehr gutes Gurgelmittel bei Halsentzündungen
5. Erhöht Resistenz gegen Umweltgifte
6. Erhöht Ausscheidung von radioaktiven Isotopen
7. Verbessert die Verdauung
8. Verhindert Geschwürbildung

Are Waerland (1876–1955), Autor und Dozent
Der Finne Are Waerland weist darauf hin, dass Heißhunger eine Folge von Nährstoffmangel ist. Besonders empfiehlt er das grüne Blatt mit seinen vollwertigen Eiweißstoffen.

Waerland: „*Das Laboratorium ist das Grab der Heilkunst. Das Laboratorium denkt für die Ärzte und zerlegt das Leben in Fragmente. Die 60 Billionen Zellen des menschlichen Körpers sind eine Arbeitsgemeinschaft, die alle aufeinander angewiesen sind.“ Auch er spricht von den ordnenden Prinzipien.*

Dr. Max Gerson (1881–1959), Arzt und Forscher

Max Gerson wurde durch seine Krebsbehandlungen bekannt. Er selbst litt an Migräne und probierte viele Diäten aus, bis er mit vegetarischer Rohkost Erfolg hatte. Als ein Patient mit der Enzymkost u.a. von seiner Migräne und die Gattin von Albert Schweitzer damit von ihrer Lungentuberkulose geheilt wurde, erkannte Gerson, dass diese Kost bei allem hilft. Auch er sieht die Ursache im Natrium-Kalium-Gleichgewicht, denn kaliumreiche, rohe Lebensmittel verbessern die Zellatmung.

Literaturangaben

Bücher

A.W. Dänzer, Die unsichtbare Kraft in Lebensmitteln (2015), 2. Auflage, Verlag Bewusstes Dasein

Peter Emmerich, Zündfunken für ein gesundes und langes Leben (2019) 4. Auflage, wzg-Verlag

Charlotte Gerson, Beata Bishop: Die Gerson Therapie (2012), 2. Auflage, AKSE-Verlag

Prof. Friedrich Hainbuch, Die Heilkraft der Bienen – Honig und Co. bei Beschwerden von A-Z (2013), 3. Auflage, Narayana-Verlag

Dietmar Heimes, Bioresonanz nach Paul Schmidt (2017), 6. Auflage, Spurbuchverlag

Horvi EnzyMed B.V., Rezeptierbuch: Ganzheitlich behandeln mit der Horvi-Enzymtherapie, 8. Auflage, Bodee Verlag

Horvi EnzyMed B.V., Erfahrungsberichte zur Horvi-Enzymtherapie

Horvi-Mitteilungen Nr. 17 (2012) Polymyalgia rheumatica

Horvi-Mitteilungen Nr. 13 (2011) Epstein-Barr-Virus-Syndrom

Horvi-Mitteilungen Nr. 18 (2013) Heuschnupfen bei Kindern

Dr. med. Waltraud Lessing-Grünwald, Vorbeugend, heilend, stärkend – Wirkungen der kaskadenfermentierten Regulatessenzen auf den Organismus (2015), 3. Auflage, Combine UG

Dr. Winfried Miller, Quelle des Lebens – Enzyme, wie sie wirken und helfen (2011), 4. Auflage, W. Zuckschwerdt-Verlag

Dr. Hellmut Münch, Enzyme – Dein Biofaktor (2019) 1. Auflage, Verlagshaus der Ärzte

Dr. med. Hellmut Münch und Thomas Fentner, Arthrose bis Zoster (2015), 2. Auflage, InnovaMed-Verlag

Shalila Sharamon, Bodo J. Baginski, Heilung aus der Ur-Natur (2016), 6. Auflage, Windpferd-Verlag

Dr. Hiromi Shinya, Lang leben ohne Krankheit (2008), 4. Auflage, Goldmann-Verlag

Dr. Hiromi Shinya, Jung und gesund durch ein vitales Immunsystem (2012), 1. Auflage, Goldmann-Verlag

Dr. med. John Switzer, Wildkräuter Vitalkost – Energienahrung der Zukunft (2016) 3. Auflage, Ayurveda-Health-u.-Beauty-Verlag

Dr. med. John Switzer, Dr. Switzers Wildkräuter-Vitalkosttherapie (2017), 1. Auflage, Ayurveda-Health-u.-Beauty-Verlag

VFS im-PULS RAH Kompendium (2017), 1. Auflage, Spurbuchverlag

Gregor Wilz, Die vegetarische Rohkost (1993), 1. Auflage, Droemer-Knaur-Verlag

Prof. Dr. med. Wrba, Dr. med Otto Pecher, Wirkstoffe der Zukunft – Mit der Enzymtherapie das Immunsystem stärken (1993), 1. Auflage. Orac-Verlag

Fachinformationen für Therapeuten und Ärzte – Fa. BIOGENA GmbH

GluteZym® (2018)

DAOZym® (2017)

ReconZym® (2019)

DigestioZym® 200 vegetarisch (2017)

ConfiZym® (2017)

DoloZym® (2017)

LactroZym® (2017)

FlatuZym ®200 (2018)

BromeZym® Zink 10 (2017)

Produktbroschüre – Firma Repha GmbH

Dr. med. Bernharda Schinke: Die exokrine Pankreasinsuffizienz – Ein unterschätztes Feld in der hausärztlichen Praxis. Risiken, Diagnose und Therapie unter besonderer Berücksichtigung der Enzymsubstitution mit einer säurestabilen Rizolipase (2014). Flockhart: Die Laktoseintoleranz oder Lactoseunverträglichkeit.

Links

Rene Gräber-https://www.naturheilt.com/laktoseintoleranz/

Rene Gräber-https://www.naturheilt.com/glutenintoleranz/

Rene Gräber-https://www.naturheilt.com/arthrose/

https.//phytodoc.de/naturheilkunde/naturheilverfahren/enzymtherapie